Oldenkott   Bandscheibenschäden

Professor Dr. med. Paultheo Oldenkott

Bandscheibenschäden

Gesunde und kranke Bandscheibe /
Vorbeugen durch Wissen und Handeln /
Behandlungsmaßnahmen bei Erkrankungen /
Verhaltenshinweise / Übungen zur Selbsthilfe

Unter Mitarbeit von Gudrun Bätzner

≡ **TRIAS** THIEME HIPPOKRATES ENKE

Anschrift der Autoren:
Prof. Dr. med. Paultheo Oldenkott
Leitender Arzt der Abteilung
Neurochirurgie
Bundeswehrkrankenhaus Ulm
Oberer Eselsberg 40
D-7900 Ulm

Gudrun Bätzner
Leitende Krankengymnastin
Chirurgische Universitätsklinik
D-7400 Tübingen

Umschlaggestaltung:
B. und H. P. Willberg, Eppstein/Ts.
Umschlagzeichnung:
Friedrich Hartmann, Stuttgart

CIP-Titelaufnahme
der Deutschen Bibliothek

Oldenkott, Paultheo:
Bandscheibenschäden : gesunde u.
kranke Bandscheibe, vorbeugen durch
Wissen u. Handeln,
Behandlungsmassnahmen bei
Erkrankungen, Verhaltenshinweise,
Übungen zur Selbsthilfe / Paultheo
Oldenkott. Unter Mitarb. von Gudrun
Bätzner. – 5. überarb. u. erw. Auflage. –
Stuttgart : TRIAS–Thieme
Hippokrates Enke, 1988
    Auch im Verl. Thieme, Stuttgart,
    New York

(Die vorangegangenen und ein Teil
dieser Auflage erschienen unter dem
Titel ›Ärztlicher Rat für Patienten mit
Bandscheibenschäden‹ mit der ISBN
3-13-544205-5 im Georg Thieme Verlag
innerhalb der Reihe ›Thieme Ärztlicher
Rat‹)

© 1977, 1988 Georg Thieme Verlag,
Rüdigerstraße 14,
D-7000 Stuttgart 30.
Printed in Germany
Druck: Gutmann + Co., Heilbronn

ISBN 3-89373-068-0   1 2 3 4 5 6

Wichtiger Hinweis: Medizin als Wissenschaft ist ständig im Fluß. Forschung und klinische Erfahrung erweitern unsere Kenntnisse, insbesondere was Behandlung und medikamentöse Therapie anbelangt. Soweit in diesem Werk eine Dosierung oder eine Applikation erwähnt wird, darf der Leser zwar darauf vertrauen, daß Autoren, Herausgeber und Verlag größte Mühe darauf verwandt haben, daß diese Angabe genau dem **Wissensstand bei Fertigstellung des Werkes** entspricht. Dennoch ist jeder Benutzer aufgefordert, die Beipackzettel der verwendeten Präparate zu prüfen, um in eigener Verantwortung festzustellen, ob die dort gegebene Empfehlung für Dosierungen oder die Beachtung von Kontraindikationen gegenüber der Angabe in diesem Buch abweicht. Das gilt besonders bei selten verwendeten oder neu auf den Markt gebrachten Präparaten und bei denjenigen, die vom Bundesgesundheitsamt (BGA) in ihrer Anwendbarkeit eingeschränkt worden sind. Benutzer außerhalb der Bundesrepublik Deutschland müssen sich nach den Vorschriften der für sie zuständigen Behörde richten.

Vorwort zur 5. Auflage

„Das Bedürfnis der Kranken ist groß, über Ursache, Auswirkung, Behandlungsmöglichkeiten und Vorsorge ihres Bandscheibenleidens unterrichtet zu sein", schrieb mein akademischer Lehrer W. Driesen † in seinem Geleitwort zur 1. Auflage dieses Ratgebers. Das anhaltend breite und positive Echo bestätigt diese Feststellung, und so kann nach Erscheinen des Ratgebers 1977 nunmehr die 5., wiederum verbesserte und erweiterte Auflage vorgelegt werden.

Die gute Aufnahme des Buches hat mich veranlaßt, das Grundkonzept beizubehalten.

Neu aufgenommen wurde der Abschnitt „Die erworbene Wirbelkanalstenose – Beinschmerzen ohne Bandscheibenvorfall". Die Kapitel „Konservative Behandlungsmöglichkeiten" und „Operative Behandlung" wurden erneut überarbeitet und erweitert. Es erschien ratsam, dem Aufklärungsgespräch vor einer beabsichtigten Operation gesonderte Beachtung zu schenken.

Nicht alle Schmerzen im Rücken und in den Beinen sind durch erkrankte Bandscheiben hervorgerufen, und die Informationsmöglichkeiten eines Ratgebers sind begrenzt. Er ist *kein* Kochrezept für alle Lebenslagen. Der Leser wird daher den einen oder anderen gerade ihn interessierenden Hinweis vermissen. So ist ein Ratgeber auch keinesfalls Ersatz für die ärztliche Beratung. Die Diagnose stellt der Arzt. Er verordnet und verantwortet die erforderlichen Behandlungsmaßnahmen, individuell angepaßt.

Der Ratgeber soll neben seiner Information insbesondere die Eigenverantwortlichkeit des zu bandscheibenbedingten Schmerzzuständen neigenden Menschen stärken und seine Eigeninitiative fördern: Vorbeugen durch Wissen und Handeln!

Mein Dank gilt wiederum dem Georg Thieme Verlag, der bereitwilligst auf meine Verbesserungsvorschläge eingegangen ist, Ausdruck der gewohnt reibungslosen und guten Zusammenarbeit.

Ulm   P. Oldenkott

Vorwort zur 1. Auflage

Kreuz- und Beinschmerzen plagen die Menschen schon seit Jahrhunderten. Schriftliche Überlieferungen aus der Zeit v. Chr. und Schriftstücke der vergangenen Jahrhunderte widerlegen die verbreitete Ansicht, das Bandscheibenleiden sei eine Mode- oder Zivilisationskrankheit. Diese Erkrankung ist nicht ausschließlich ein Opfer, das der Mensch den heutigen technischen Errungenschaften bringen muß.

Es war allerdings unserer Zeit vorbehalten, die Ursache von wirbelsäulenbedingten Schmerzen wissenschaftlich zu ergründen.

Die Bandscheibenerkrankung ist weit verbreitet und wegen ihrer Auswirkungen zur Volkskrankheit geworden.

Tritt die Krankheit im Bereich der Lendenwirbelsäule auf, bezeichnet der Volksmund die dadurch ausgelösten Schmerzen als „Hexenschuß" oder „Ischias".

Der Bandscheibenkranke ist oft verzweifelt, er kann für seine Umwelt und für den Arzt zum Problem werden.

Nicht selten haben die über Jahre andauernden und immer wiederkehrenden Schmerzen Auswirkungen auf das Leben des Patienten: in der Familie, in der Ehe, an der Arbeitsstelle. Viele der Kranken leiden zudem darunter, von ihrer Umgebung verkannt und nicht ernst genommen zu werden.

Wir sind nicht in der Lage, die Entstehung von Bandscheibenveränderungen zu verhindern. Jedoch durch sachgerechte Aufklärung und Eigeninitiative lassen sich die Folgen einer Bandscheibenentartung bessern.

Die beste Krankheitsvorsorge ist die, die der Mensch aus eigenem Antrieb trifft. Der vorliegende ärztliche Ratgeber unterstützt diese Absicht.

Die Schrift ist den Menschen gewidmet, die nicht gewillt sind, ihr Leiden als schicksalsmäßigen Eingriff in ihr Leben hinzunehmen.

Den Patienten, die wegen eines Bandscheibenvorfalls operiert werden müssen, mag der Ratgeber Hilfe sein und ihnen die Angst vor der Operation nehmen. Der operierte Kranke findet Ratschläge, wie er mit dieser Krankheit leben und Rückschläge verhindern kann.

Der Übungsteil ist überwiegend in Anlehnung an Übungsprinzipien der Krankengymnastin Frau BRUNKOW † aufgebaut.

Für anregende Kritik bin ich stets dankbar.

Dem Georg Thieme Verlag danke ich für die gute und erfreuliche Zusammenarbeit.

Tübingen, im Januar 1977   P. OLDENKOTT

Inhaltsverzeichnis

VIII

Gesunde und kranke Bandscheibe

Menschliche Wirbelsäule

Die Wirbelsäule trägt den Kopf, stützt den Rumpf und umschließt das Rückenmark. Das Becken ist die knöcherne Verbindung von der Wirbelsäule zu den Beinen. Neben 7 Hals- und 12 Brustwirbeln setzt sich die Wirbelsäule aus 5 Lendenwirbeln, dem Kreuzbein und dem Steißbein zusammen (Abb. 1a).

Die charakteristische Form der Wirbelsäule mit den sogenannten physiologischen Krümmungen bildet sich in den ersten Entwicklungsjahren des Menschen aus. Die Wirbelsäule erhält dadurch das Aussehen eines großen „S". Die Krümmungen nennt man Halslordose, Brustkyphose und Lendenlordose (Abb. 1b).

Die Lendenwirbelsäule (LWS) als bevorzugter Ort für die Entstehung von Schmerzen trägt das gesamte Gewicht des Körpers oberhalb, überträgt dieses Gewicht auf das Becken im Sitzen und auf die Beine im Stehen, beim Gehen und Rennen.

Ihre Festigkeit erhält die Wirbelsäule durch Bänder und Muskeln, mit denen sie unter bestimmten funktionellen Gesichtspunkten eine Einheit bildet. Ohne diese Bänder und Muskeln würde die Wirbelsäule aufgrund des großen Innendrucks der Bandscheiben wie eine starke Feder weit über ihre physiologische Länge hinaus ausgedehnt werden. Die zum Teil unterschiedliche Bauweise der Wirbelsäule trägt ihrer Beanspruchung und Funktion Rechnung. Kräftig entwickelte Lendenwirbelkörper sind notwendig, um die stärkere Belastung im Bereich der Lendenwirbelsäule aufzufangen.

Der besondere anatomische Aufbau des Wirbelkörpers als Hauptteil eines Wirbels gewährleistet seine Festigkeit (Abb. 2). Eine weiche, aufgelockerte innere Knochenstruktur (Spongiosa) wird zur Seite von der Knochenrinde und an der Ober- sowie Unterfläche von der Knochenleiste abgegrenzt. Die Abschlußfläche des Wirbelkörpers nach oben und unten gegen die Bandscheibe bilden Knorpelplatten.

Abb. 1 Menschliche Wirbelsäule von hinten (a) und seitlich (b) mit Beispielen der Wirbelkörperform in den einzelnen Abschnitten ▶

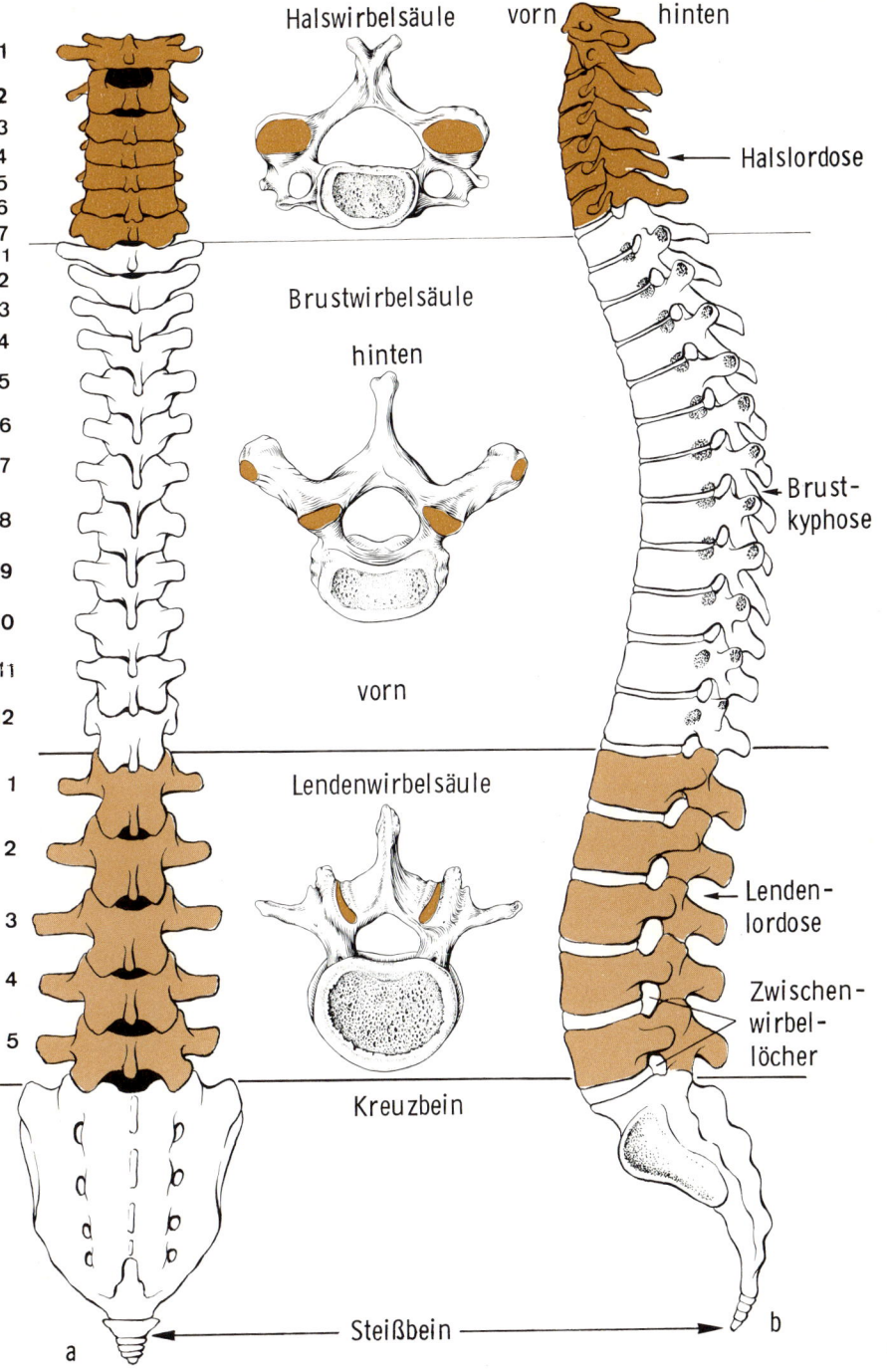

Halswirbelsäule

vorn   hinten

Halslordose

Brustwirbelsäule

hinten

Brust-
kyphose

vorn

Lendenwirbelsäule

Lenden-
lordose

Zwischen-
wirbel-
löcher

Kreuzbein

Steißbein

a   b

4

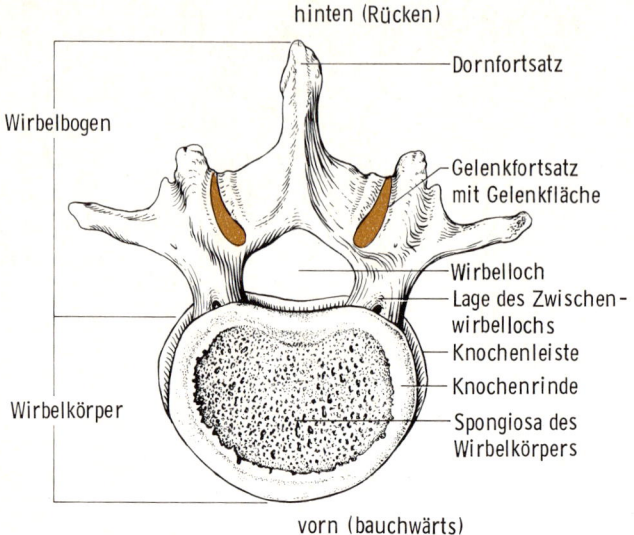

hinten (Rücken)

Dornfortsatz

Wirbelbogen

Gelenkfortsatz
mit Gelenkfläche

Wirbelloch
Lage des Zwischen-
wirbellochs
Knochenleiste
Knochenrinde

Wirbelkörper

Spongiosa des
Wirbelkörpers

vorn (bauchwärts)

Abb. 2   Lendenwirbel in der Aufsicht

Hinten seitlich finden sich beiderseits knöcherne Ausläufer: Wirbelbogen mit Dornfortsatz und Gelenkfortsätzen mit Gelenkflächen
(Abb. 2). Die Wirbellöcher, durch Zusammenschluß der Wirbelbögen entstanden, werden durch Aufeinanderreihen der Wirbelkörper zum Wirbelkanal. Besondere Bänderzüge sind an der Innen-
auskleidung des Wirbelkanals beteiligt. Dem Wirbelbogen paarig
zugeordnet finden sich an jeder Seite je 2 mit Gelenkflächen ausge-
stattete Gelenkfortsätze. Durch diese wird die Verbindung der einzelnen Wirbelkörper untereinander hergestellt. Die Gelenkflächen
haben in den einzelnen Wirbelsäulenabschnitten unterschiedliche
Stellungen. Dadurch wird der jeweiligen Beweglichkeitsform der
Wirbelsäule Rechnung getragen. Die Gelenkfortsätze selbst werden
von einer derben, mit elastischen Fasern versehenen Gelenkkapsel
zusammengehalten: das kleine Wirbelgelenk.
Das Zwischenwirbelloch (Foramen intervertebrale) ist ein kurzer
Kanal, der von der seitlichen Hinterfläche des Wirbelkörpers, dem
oberen und unteren Gelenkfortsatz zweier benachbarter Wirbel und
einem Teil der Bandscheibe begrenzt wird (Abb. 1 b u. 2). Die Höhe

der Bandscheibe beeinflußt die Größe des Zwischenwirbellochs und damit die Weite des kleinen Kanals. Dadurch kann es in Verbindung mit knöchernen Neubildungen an den benachbarten Wirbelkörperbereichen und infolge krankhafter Vorgänge an den Gelenkanteilen durch Reizung kleiner Nerven und durch Druck der hier den Wirbelkanal verlassenden Nervenwurzeln zu Schmerzen kommen.
Fehlbildungen im Aufbau der Wirbelsäule kommen ebenfalls vor. Sie können ebenso wie eine akute oder länger dauernde (chronische) Überdehnung der Bänder und durch Überbelastung der Muskulatur krankheitsfördernde Bedeutung haben.

Rumpfmuskulatur

Durch die Aufrichtung des Menschen hat die Wirbelsäule 2 Unterstützungspunkte verloren. Sie muß nun wie ein beweglicher Stab aus lauter kleinen Einzelteilen in der Senkrechten ausbalanciert werden. Die Muskulatur übernimmt diese Aufgabe. Durch eine gute Körperhaltung wird die Muskulatur gleichzeitig vor Überbeanspruchung geschützt.
Am Rücken laufen 2 kräftige Muskelzüge rechts und links der Wirbelsäule entlang vom Becken bis zum Kopf, die eigentlichen Rückenmuskeln (Abb. 3a). Diese sind durch kürzere und längere Muskelfasern so aufgebaut, daß sie die einzelnen beweglichen Abschnitte der Wirbelsäule miteinander verstreben und bei Bewegungen mitwirken. Zusätzlich finden sich auf dem Rücken flache Muskeln, die überwiegend quer verlaufen und von der Wirbelsäule zum Schultergürtel ziehen. Sie helfen dadurch die Wirbelsäule zu festigen, z. B. beim Heben von Lasten.
Der freie Raum zwischen Becken und Brustkorb vorn und seitlich am Rumpf wird durch die Bauchmuskeln ausgefüllt. Diese sind stark miteinander verzahnt (Abb. 3b). Neben der Aufgabe, die Baucheingeweide zu stützen, bei der Atmung nachzugeben und das Aufrichten aus liegender Stellung zu ermöglichen, bestimmen diese Muskeln zusammen mit den Rückenmuskeln die Haltung und wirken bei der Bewegung der Wirbelsäule mit.

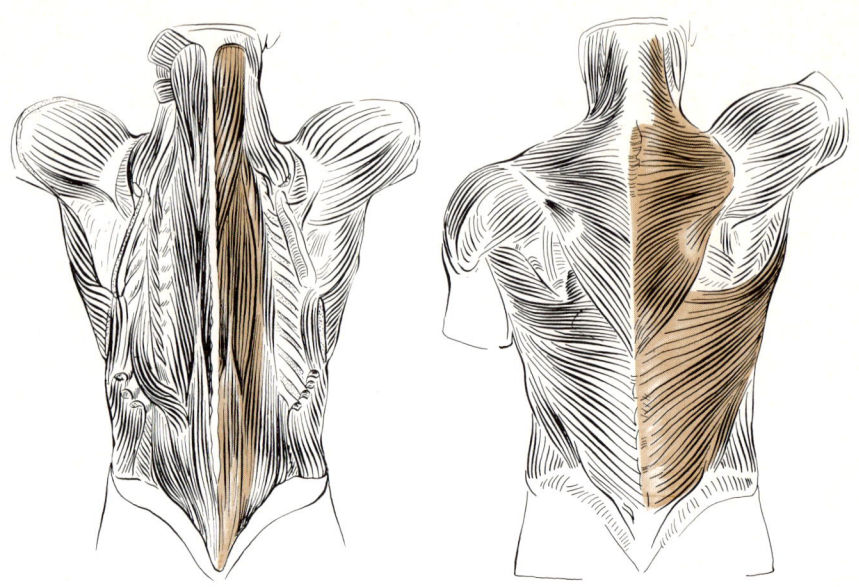

Abb. 3a   Muskelzüge von hinten (schematisch) (nach *Sobotta/Becher*)

Eine gute Stellung der Wirbelsäule wird durch eine richtige Beckenstellung erreicht. Für die Balance des Beckens über den Beinen sind
die Hüftmuskeln verantwortlich (Abb. 3c). Das Becken wird fußwärts durch die Beckenbodenmuskulatur abgeschlossen.
Die aufrechte Stellung und Haltung wird beim Menschen von der
knöchernen Wirbelsäule mit ihren besonderen Krümmungen in enger Verbindung mit der Muskulatur ermöglicht. Erkrankungen und
Störungen im Zusammenspiel der einzelnen Muskelgruppen führen
zu einer Veränderung und Verschlechterung der Haltung beim Menschen. Eine Fehlbelastung der Wirbelsäule ist die Folge. Änderungen im Zusammenwirken der Muskulatur, verursacht durch zu
schlaffe Muskulatur, bieten der Wirbelsäule zu wenig Halt. Aber
auch eine zu stark gespannte Muskulatur, die nicht mehr nachgiebig
genug ist, kann Funktionsstörungen hervorrufen.

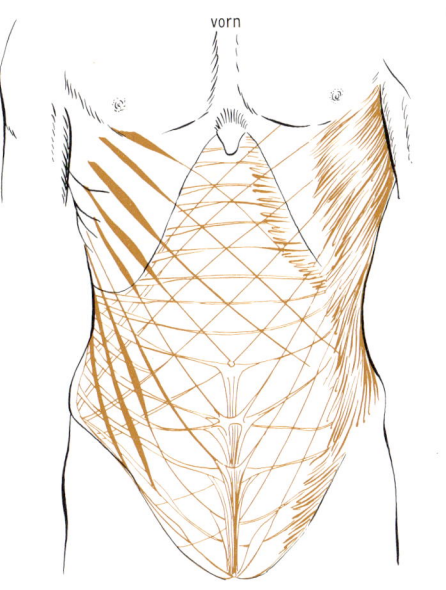

vorn

Abb. 3b Muskelzüge vorn (schematisch)
(nach *Benninghoff*)

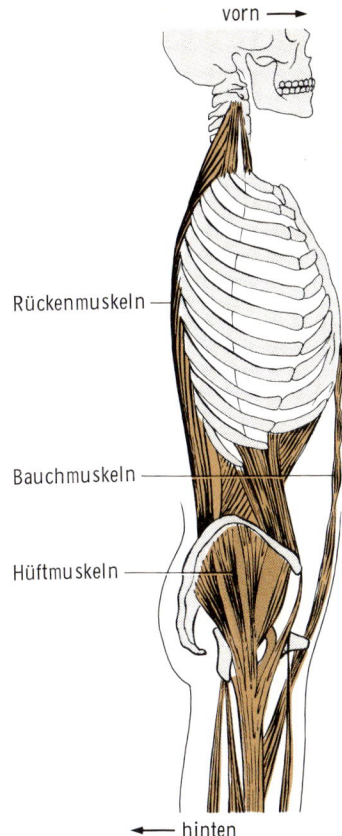

vorn →

Rückenmuskeln

Bauchmuskeln

Hüftmuskeln

← hinten

Abb. 3c Muskelzüge seitlich
(schematisch)

Rückenmark und Nerven

Das Rückenmark ist Teil des zentralen Nervensystems und muß als Fortsetzung des Gehirns angesehen werden. So wie das Gehirn vom knöchernen Schädel schützend umschlossen wird, so erhält das Rückenmark seinen Schutz durch den knöchernen Wirbelkanal. Von seiner Hinter- und Vorderseite gehen Nervenfasern aus, die, zu Bündeln zusammengeschlossen, die Nervenwurzeln bilden. Diese werden ebenso wie das Gehirn und das Rückenmark von einer harten Haut (Dura mater) umhüllt (Abb. 4c).

8

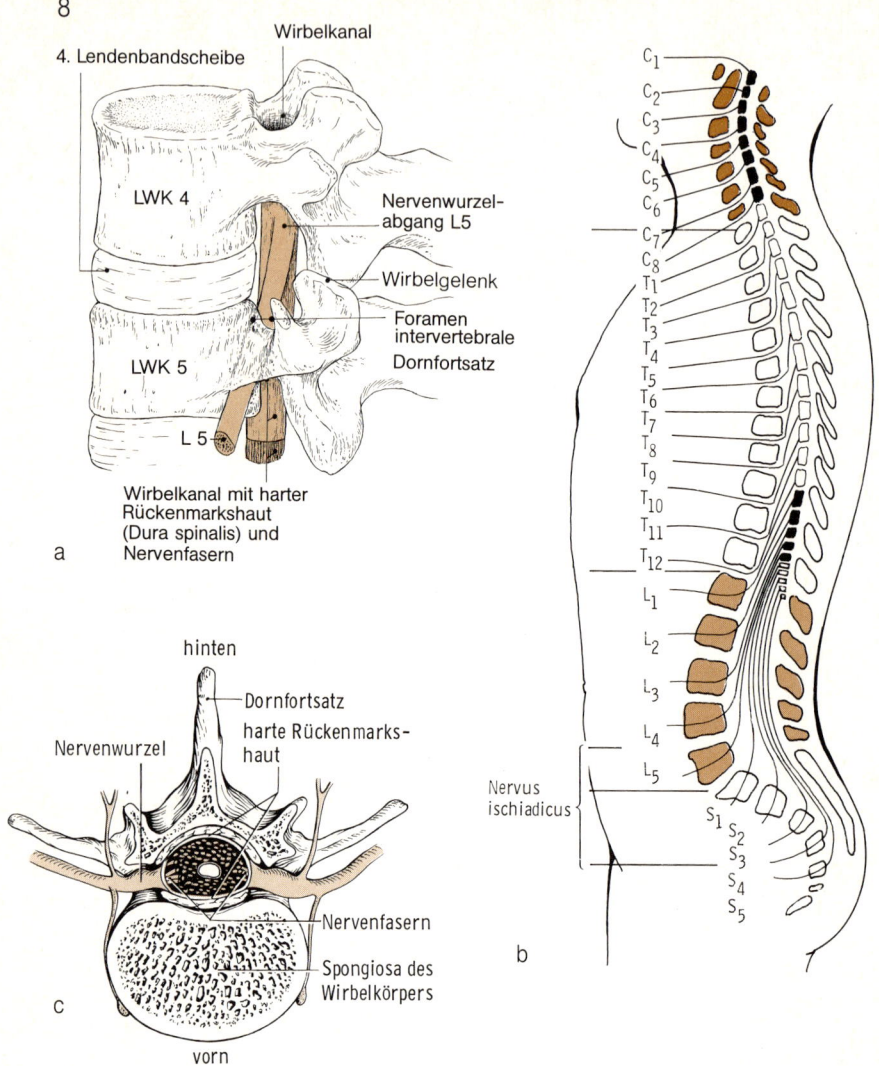

Wirbelkanal

4. Lendenbandscheibe

LWK 4

Nervenwurzel-
abgang L5

Wirbelgelenk

Foramen
intervertebrale

Dornfortsatz

LWK 5

L 5

Wirbelkanal mit harter
Rückenmarkshaut
(Dura spinalis) und
a   Nervenfasern

hinten

Dornfortsatz

harte Rückenmarks-
haut

Nervenwurzel

Nervenfasern

Spongiosa des
Wirbelkörpers

c

vorn

C_1
C_2
C_3
C_4
C_5
C_6
C_7
C_8
T_1
T_2
T_3
T_4
T_5
T_6
T_7
T_8
T_9
T_{10}
T_{11}
T_{12}
L_1
L_2
L_3
L_4
L_5

Nervus
ischiadicus

S_1
S_2
S_3
S_4
S_5

b

Abb. 4a   Seitliche Ansicht von links: Lagebeziehung und Verlauf einer Nervenwurzel (am Beispiel L 5)

Abb. 4b   Rückenmark und Nervenwurzelaustritt in bezug auf die Wirbelkörper
seitlich (schematisch) (C = Hals-, T = Brust-, L = Lenden- und Sakralbereich
[Kreuzbein])

Abb. 4c   Lendenwirbel in der Aufsicht mit Nervenfasern (Horizontalschnitt,
schematisch)

Das gesamte zentrale Nervensystem, nämlich das Gehirn, das Rückenmark und die von ihm abgehenden Nervenfasern, wird von einer Flüssigkeit umspült, dem Nervenwasser (Liquor cerebrospinalis). Dieser Flüssigkeitsmantel bietet eine zusätzliche Sicherung gegen äußere Gewalteinwirkungen. *Im Gegensatz zum Hals- und Brustwirbelkanal wird der größte Teil des Lendenwirbelkanals nur noch von Nervenfasern ausgefüllt* (Abb. 4b u. 4c). Da das Rückenmark kürzer ist als die Wirbelsäule und in Höhe des 2. Lendenwirbelkörpers beim erwachsenen Menschen endet, treten die 8 Nervenwurzeln im Bereich der Halswirbelsäule mehr waagerecht, die 12 Nervenwurzeln im Brustwirbelsäulenbereich schräg und die 5 Nervenwurzeln im Bereich der Lendenwirbelsäule beinahe senkrecht aus, also weitaus tiefer, als es ihrem Ursprungsort im Rückenmark entspricht (Abb. 4b). Die Nervenwurzeln verlassen den Wirbelkanal durch die beschriebenen seitlichen Öffnungen, die Zwischenwirbellöcher (Abb. 2 u. 4a). Außerhalb des Wirbelkanals bilden die einzelnen Nervenwurzeln Geflechte, aus denen der eigentliche periphere Nerv hervorgeht. Als Beispiel wird der Beinnerv (Nervus ischiadicus) erwähnt, der sich aus den Lenden- und Sakralnervenwurzeln L4 bis S3 zusammensetzt (Abb. 4b).

Bandscheiben

Die menschliche Wirbelsäule verdankt ihre Beweglichkeit hauptsächlich den Bandscheiben, die zwischen 2 Wirbelkörpern eingeschaltet sind und daher auch Zwischenwirbelscheiben genannt werden. Über knorpelige Deckplatten stehen die Bandscheiben in enger Verbindung zum Wirbelkörper.
Die Zwischenwirbelscheibe hat, wie der Name besagt, die Form einer Scheibe (Discus). An ihr unterscheidet man einen äußeren sehnig-straffen bindegewebigen Gürtel (Faserring oder Anulus fibrosus) und eine im Inneren gelegene gallertartige Masse (Gallertkern oder Nucleus pulposus). Der Faserring wird zusätzlich durch einander entgegengesetzt verlaufende Faseranteile verstärkt (Abb. 5a).

10

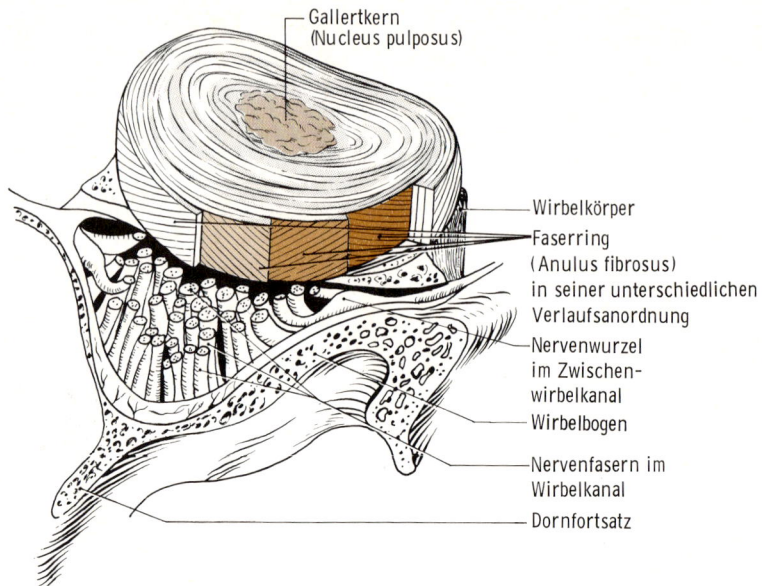

Gallertkern
(Nucleus pulposus)

Wirbelkörper

Faserring
(Anulus fibrosus)
in seiner unterschiedlichen
Verlaufsanordnung

Nervenwurzel
im Zwischen-
wirbelkanal

Wirbelbogen

Nervenfasern im
Wirbelkanal

Dornfortsatz

Abb. 5a   Bandscheibe dem Wirbelkörper aufliegend
(Aufsicht von schräg hinten, schematisch)

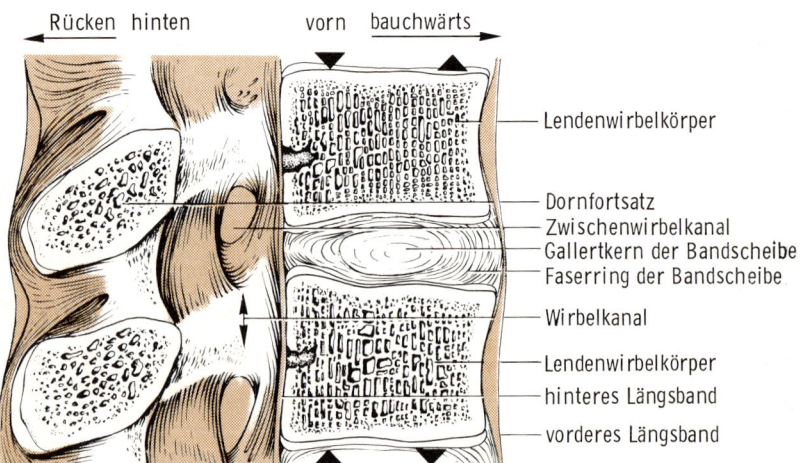

Rücken hinten   vorn   bauchwärts

Lendenwirbelkörper

Dornfortsatz
Zwischenwirbelkanal
Gallertkern der Bandscheibe
Faserring der Bandscheibe

Wirbelkanal

Lendenwirbelkörper

hinteres Längsband

vorderes Längsband

Abb. 5b   Bandscheibe in Ruhe bei aufrechter Körperhaltung
(längs seitlich halbiert)

Abb. 5c Bandscheibe bei senkrecht
einwirkender Belastung (übertrieben
dargestellt)

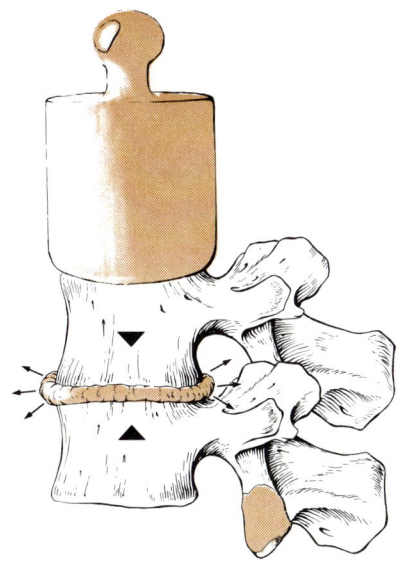

Da es zwischen dem 1. und 2. Halswirbelkörper (Atlas und Epistro-
pheus) keine Bandscheibe gibt, hat der Mensch 6 Hals-, 12 Brust-
und 5 Lendenbandscheiben. Kreuz- und Steißbein haben gewöhnlich keine Bandscheiben und sind verknöchert. Die Zwischenwirbelscheiben werden nach den über ihnen gelegenen Wirbelkörpern
gezählt. Am Beispiel der Lendenwirbelsäule liegt die fünfte Lendenbandscheibe demnach zwischen dem fünften Lendenwirbelkörper
und dem Kreuzbein.
Die ungestörte Funktion der Zwischenwirbelscheibe ist abhängig
von der Unversehrtheit des Bandscheibengewebes. Nur in einer
gesunden Zwischenwirbelscheibe kann die notwendige druckabhän-
gige Flüssigkeitsverschiebung stattfinden. Vor allem sind es biochemische, physikalische und mechanische Bedingungen, die der Bandscheibe ihre Aufgabe als „Stoßdämpfer" der Bewegungen der Wirbelsäule erleichtern. *Die Zwischenwirbelscheibe dient ähnlich einem
Wasserkissen dazu, Erschütterungen der Wirbelsäule aufzufangen
und das Bewegungsausmaß zu bestimmen.* Natürlich handelt es sich
dabei um ein weitaus komplizierteres Funktionssystem, als an dieser
Stelle geschildert werden kann. Für das Verständnis krankhafter
Vorgänge reicht die vorliegende Beschreibung jedoch aus.

Die möglichen Auswirkungen von krankmachenden Störungen der Bandscheibe auf das Nervensystem werden deutlich, wenn die den Wirbelkörperflächen aufliegenden Bandscheiben in bezug auf das Rückenmark und, im Lendenwirbelsäulenbereich, im Hinblick auf die im Wirbelkanal verlaufenden Nervenfasern und austretenden Nervenwurzeln gesehen werden (Abb. 4a u. 5a). Unterschiedliche Haltungen und Stellungen des Menschen führen zu erheblichen Druckveränderungen, vor allem in den Gallertkernen der Bandscheiben.

Die in aufrechter Körperhaltung des Menschen auf die gesunde Bandscheibe einwirkenden Ruhekräfte werden durch den Eigendruck des Gallertkerns in einem physiologischen Gleichgewicht gehalten (Abb. 5b). Eine über die normale Ruhespannung hinausgehende senkrechte Belastung der Wirbelsäule führt zu den erwähnten Flüssigkeitsverschiebungen, die wiederum mit Volumenveränderungen im Zwischenwirbelabschnitt einhergehen. Neben einer längsovalen Verformung des Gallertkerns und des Faserrings kommt es zu einer Erniedrigung des Zwischenwirbelraumes (Abb. 5c). Lange, von oben nach unten an den Wirbelkörperhinter- und -vorderkanten verlaufende derbe Bänder (hinteres und vorderes Längsband oder Ligamentum longitudinale anterius und posterius) sorgen für eine zusätzliche Stabilisierung des Bewegungsausmaßes der belasteten Bandscheiben (Abb. 5b).

Für die Schmerzübertragung bei Erkrankungen der Wirbelsäule und der Bandscheiben ist ein umfangreiches System feiner Nerven verantwortlich. Diese ziehen zu den Wirbelkörpern, verzweigen sich in den Bändern und reichen an die Bandscheiben heran.

Falsche Muskelbeanspruchung führt nach Art einer ungleichen Hebelwirkung zu Muskelverspannungen. Die dadurch hervorgerufenen unterschiedlichen Druckbelastungen auf die Bandscheiben bei verschiedenen Körperstellungen sind durch Messungen ermittelt worden. So beträgt die Belastung der 3. Lendenbandscheibe, die zwischen dem 3. und 4. Lendenwirbelkörper eingeschaltet ist, im Sitzen und beim Bücken (z. B., wenn die Hausfrau in einem zu niedrigen Becken Geschirr spült) annähernd 140 kg. Im Sitzen mit vornüber geneigtem Oberkörper steigt die Belastung auf über

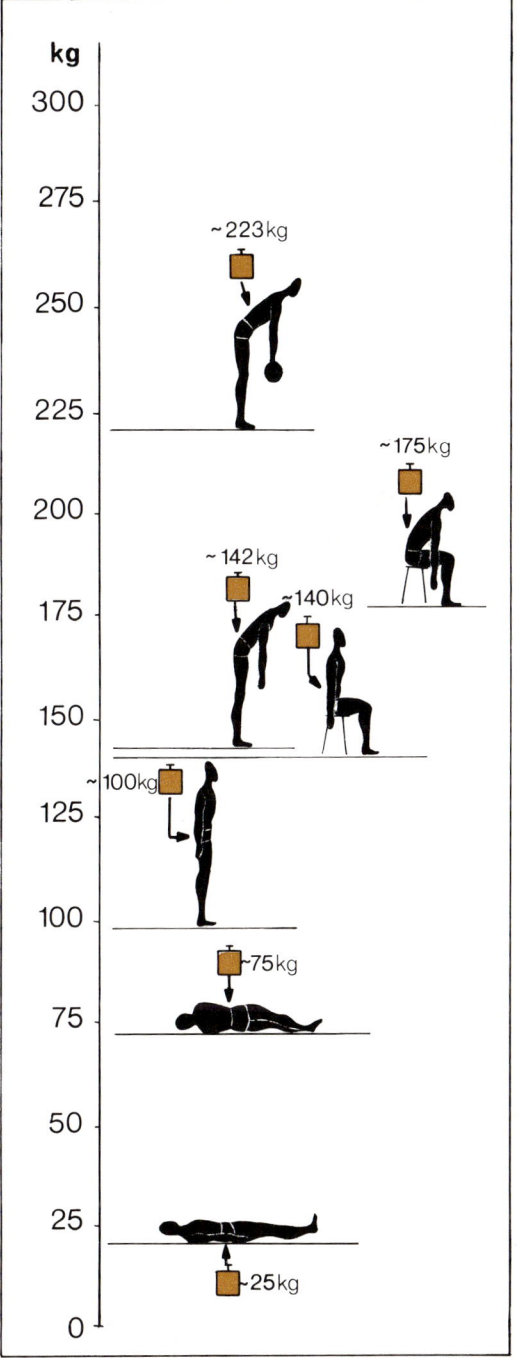

Abb. 6 Druckbelastung innerhalb der 3. Lendenbandscheibe in Kilogramm (kg) (nach *Nachemson u. Morris*)

14

175 kg (Abb. 6). Der niedrigste Bandscheibeninnendruck besteht in Rücken- und Seitenlage. Aus diesem Grunde wird auf die Einhaltung körperlicher Ruhe bei der Behandlung von Bandscheibenerkrankungen und auf die richtige Lagerung des Patienten nach der Operation Wert gelegt.

Funktioneller Baustein der Wirbelsäule: das Bewegungssegment

Die Bedeutung der gesunden Bandscheibe wird verständlich, wenn sie als Mittelpunkt eines Bewegungsabschnitts der Wirbelsäule gesehen wird (Abb. 7). Dem Bewegungssegment zugeordnet werden der oben und unten an die Bandscheibe angrenzende Wirbelkörper, die Wirbelbögen mit den Wirbelgelenken und ihren Bandverbindungen, die Nerven, die Gefäße und die Rückenmuskelanteile. Die unversehrte Bandscheibe ist im Sinne eines Halbgelenks zusammen mit den kleinen Wirbelgelenken an den Bewegungsausschlägen und der Bewegungsrichtung der Wirbelsäule beteiligt. Die Summe der Bewegungssegmente bildet die Funktionseinheit der Wirbelsäule. Der Gallertkern der Bandscheibe ermöglicht durch seine Verschieblichkeit Bewegungen der Wirbelkörper gegeneinander. Es kommt

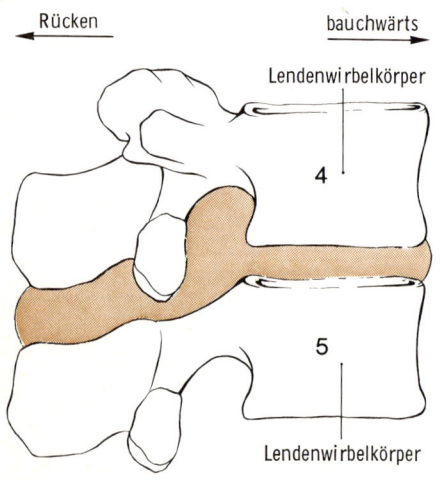

Rücken ←   bauchwärts →

Lendenwirbelkörper

4

5

Lendenwirbelkörper

Abb. 7 Halbschematische Zeichnung des Bewegungsabschnitts. Der Zusammenhang des Bewegungsraumes (braun schraffiert abgesetzt) ist durch Weglassen des oberen Gelenkfortsatzes von L_5 verdeutlicht (Bewegungssegment nach *Junghanns*)

bei Beugung zu einer Verschiebung des Nucleus pulposus nach hinten, die Bandscheibe wird hinten höher und vorn niedriger. Beim Strecken oder Rückwärtsbeugen ist es umgekehrt.

Es wird deutlich, daß der Gradmesser für die Leistungsfähigkeit der gesunden Bandscheibe die Beweglichkeit im Bewegungssegment und damit der Wirbelsäule ist. Krankhafte Veränderungen in den Bandscheiben führen zu Funktionsstörungen und zu einer Behinderung der Bewegung. Sind die kleinen Wirbelgelenke betroffen, kommt es zu einer Störung der Bewegungsrichtung. Knöcherne Abnutzungserscheinungen an den kleinen Wirbelgelenken und an benachbarten Wirbelkörperrändern können allein oder in Verbindung mit einer Überdehnung der Bänder Bedeutung für die Entstehung örtlicher und ausstrahlender Schmerzen erlangen (s. auch S. 5).

Krankhafte Bandscheibenveränderungen

Bandscheibenentartung (Degeneration): Vor dem 20. Lebensjahr beginnen normalerweise Umwandlungsprozesse der Bandscheiben. Es handelt sich um Rückbildungsvorgänge, die durch zunehmenden Flüssigkeitsverlust des Bandscheibengewebes, insbesondere des Gallertkerns, charakterisiert und nicht krankhaft sind. Jeder Mensch ist betroffen. *Unter besonderen inneren und äußeren Bedingungen kommt es zu Riß- und Spaltbildungen, die Bandscheibe schrumpft, vergleichbar eingetrocknetem Lehm.* Dieser einzelheitlich sehr schwer verständliche physikalische und chemische Alterungsprozeß führt zu einem Verlust der normalen oder physiologischen Eigenschaften der Bandscheibe: Sie wird unelastisch und ihrer Funktion als Puffer der Wirbelsäulenbewegungen zunehmend beraubt. Verteilen sich bei normaler regelrechter Bandscheibenfunktion in den jüngeren Lebensjahren die Druck- und Zugkräfte des Gallertkerns gleichmäßig auf den Faserring (Abb. 8a), so wird dieses Kräftespiel gestört, wenn die Bandscheibe ihre Elastizität mit zunehmendem Lebensalter einbüßt (Abb. 8b). Durch die fortschreitende Gewebsveränderung kommt es zu einer vollständigen

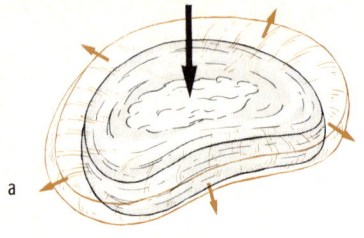

Abb. 8a Gleichmäßige Druckverteilung der normalen Bandscheibe

a

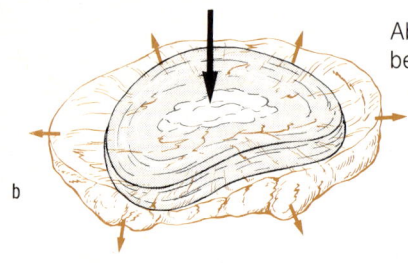

Abb. 8b Ungleichmäßige Druckverteilung bei Bandscheibenentartung

b

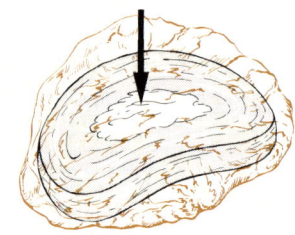

Abb. 8c Funktionsverlust der Bandscheibe bei vollständiger Entartung („Stoßdämpfer"-Funktion ist aufgehoben)

c

Einbuße der kräfteauffangenden und kräfteverteilenden Eigenschaften der Bandscheibe (Abb. 8c). Die Bandscheibe entartet und degeneriert. Dieser Zustand kann funktionell mit einem platten Autoreifen verglichen werden.

Bandscheibenverlagerung: Die beschriebenen Riß- und Spaltbildungen in der Bandscheibe sind Voraussetzung dafür, daß sich der Gallertkern mit oder ohne Faserringanteile verlagert (Abb. 9a). Es kann dann entweder zu einer Bandscheibenvorwölbung (Protrusio) oder zu einem Bandscheibenvorfall (Prolapsus) kommen.
Ist der äußere Faserring (Anulus fibrosus) noch im Zusammenhang

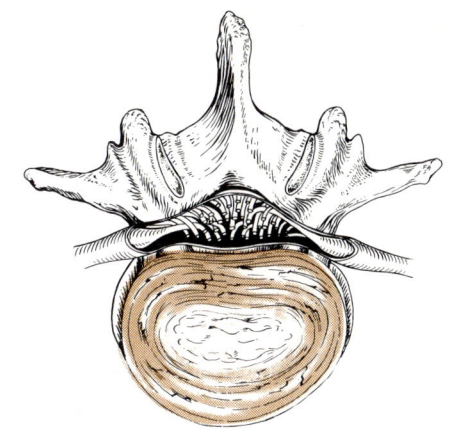

Abb. 9a Riß- und Spaltbildung der Bandscheibe als Voraussetzung für eine Bandscheibenverlagerung

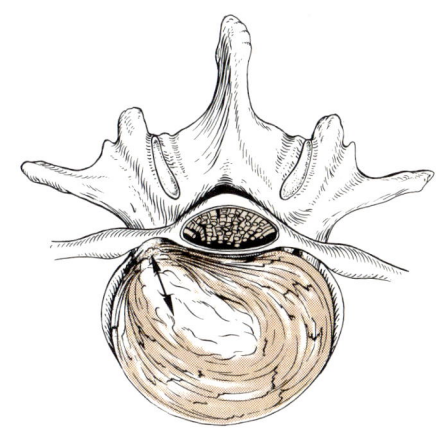

Abb. 9b Einseitige (laterale) Bandscheibenvorwölbung mit Druck auf die Nervenwurzel (rückbildungsfähig)

erhalten und wird er durch das gelockerte Gewebe des Gallertkerns (Nucleus pulposus) vorgetrieben, so wird von einer Vorwölbung der Bandscheibe gesprochen (Abb. 9b).

Ist auch der äußere Faserring lückenhaft oder eingerissen und Gewebe von der Mitte der Bandscheibe, dem Gallertkern, gelöst und aus dem Gewebeverband herausgetreten, so kommt es zu einem Bandscheibenvorfall. Die Austrittsrichtung ist entweder nach hinten seitlich (Abb. 10a), nach hinten beidseitig oder nach hinten zur Mitte (Abb. 10b). Ist der Gallertkern wie gewöhnlich mit Teilen des Faserrings abgestoßen, so wird von einem sequestrierten Bandschei-

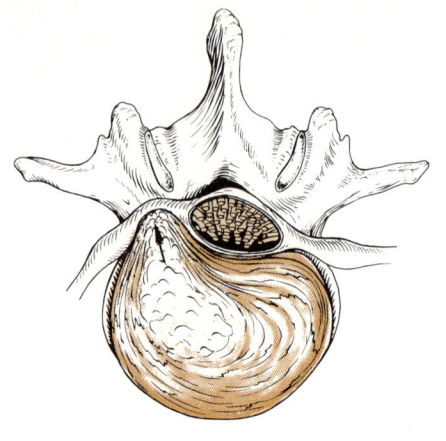

Abb. 10a   Einseitiger (lateraler)
Bandscheibenvorfall

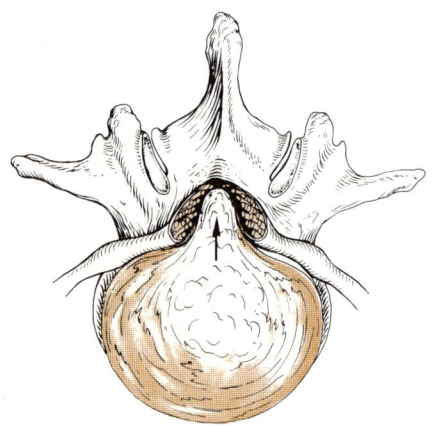

Abb. 10b   Bandscheibenvorfall
nach hinten zur Mitte (medialer
Bandscheibenvorfall)

benvorfall gesprochen. Bandscheibensequester können entweder
unter dem hinteren Längsband liegen und dieses in den Wirbelkanal
vortreiben, das hintere Längsband durchbrechen und dann frei in
den Wirbelkanal hineinragen oder in den Wirbelkanal abgestoßen
werden.

Selbstausheilung der Bandscheibe: Gewebliche Umbauvorgänge ermöglichen in Ausnahmefällen eine Festigung oder Fibrosierung
krankhaft veränderter Bandscheiben. Dann können sich nicht nur
Rückenbeschwerden, sondern auch Beinschmerzen bessern oder
verschwinden. Die Rückbildungstendenz von Schmerzzuständen ist

abhängig von der Schwere der Riß- und Spaltbildungen sowie von dem Ausmaß der Vortreibung von Bandscheibengewebsanteilen. Die klinische Unterscheidung zwischen einer Bandscheibenvorwölbung und einem Bandscheibenvorfall ist schwierig. Ist die Ursache der Rücken- und Beinschmerzen eine Bandscheibenvorwölbung, so läßt sich durch die Möglichkeit der „Selbstausheilung" der Bandscheibe ein Rückgang der Beschwerden z. B. bei jenen Patienten erklären, die längere Zeit bis zum angesetzten Operationstermin warten mußten. In wenigen Fällen kann somit eine operative Behandlung überflüssig werden. Bei einem Bandscheibenvorfall dagegen findet sich nur selten ein spontaner Rückgang der Schmerzen. Röntgenologisch läßt sich der Vorgang der Selbstausheilung an einer verstärkten Höhenminderung des Zwischenwirbelraumes und an knöchernen Abstützungsvorgängen nachweisen.

Kreuz- und Beinschmerzen bei krankhaften Bandscheibenveränderungen

Der funktionelle Wandlungsprozeß im Bandscheibengewebe hat Auswirkungen auf das Bewegungssegment: auf die Stellung der Wirbelkörper, auf die Wirbelgelenke, auf die Nervenwurzeln, auf die Muskulatur, auf die Höhe und Breite des Wirbelkanals und des Zwischenwirbellochs.

Riß- und Spaltbildungen führen zu einer Leistungsstörung im Bewegungssegment. Die geweblichen Veränderungen verursachen die Bandscheibenlockerung, die zunächst durch die Rumpfmuskulatur ausgeglichen oder kompensiert wird. Erst wenn die muskulären Leistungsreserven erschöpft sind, kommt es zur Funktionsstörung der Muskulatur. Es wird von einer Muskelinsuffizienz gesprochen. Dumpfe, nicht lokalisierbare Ermüdungsschmerzen sind die Folge. Die Beschwerden klingen gewöhnlich in Ruhe ab. Das kann der Beginn einer Erkrankung eines oder mehrerer lumbaler Bewegungssegmente sein. Der Patient muß lernen, „wirbelsäulenbewußt" zu leben.

Aber auch die kleinen Wirbelgelenke werden durch eine Bandschei-

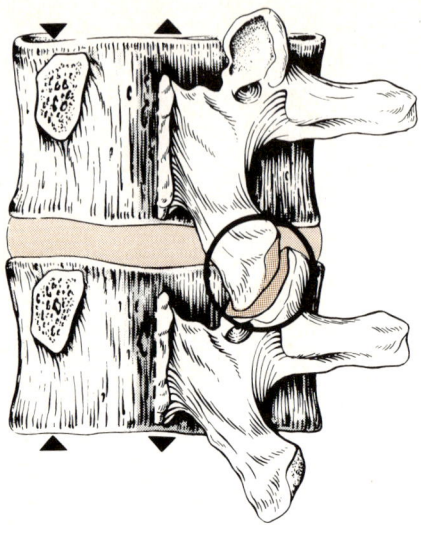

Abb. 11a   Zwischenwirbelabschnitt mit kleinem Wirbelgelenk in Mittelstellung bei *normaler Belastung* (nach *Krämer*)

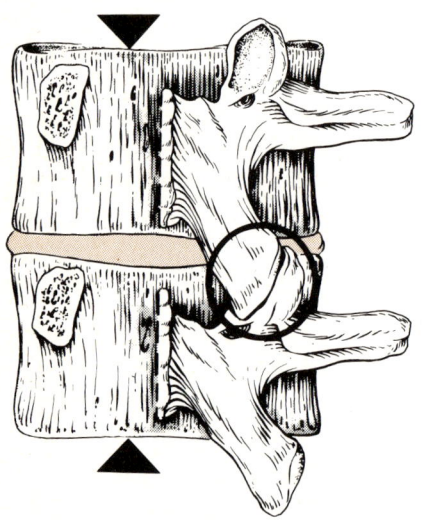

Abb. 11b   Zwischenwirbelabschnitt mit kleinem Wirbelgelenk bei *anhaltend starker Belastung* der Bandscheibe. Verschmälerung des Zwischenwirbelraumes und des Gelenkspaltes (nach *Krämer*)

benlockerung in Mitleidenschaft gezogen. Die gute Versorgung der Gelenkkapsel mit feinen Nerven, welche bei Zerrung oder Überdehnung einen Schmerz signalisieren, ist der Grund, daß die Schmerzen stärker empfunden werden und örtlich besser bestimmbar sind. *Der charakteristische Schmerz der Wirbelbogengelenke ist*

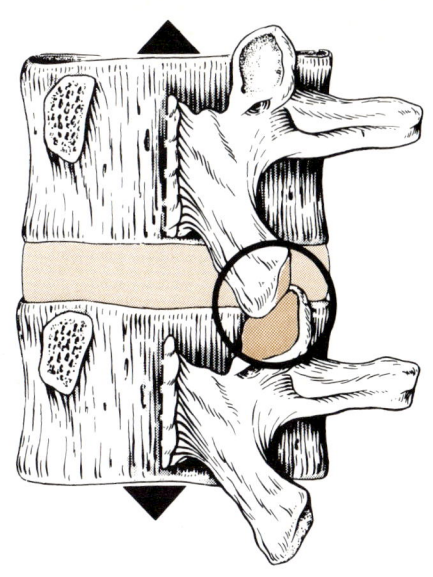

Abb. 11c Zwischenwirbelabschnitt mit kleinem Wirbelgelenk bei *anhaltend starker Entlastung*. Erweiterung des Zwischenwirbelraumes und Klaffen des Gelenkspaltes (nach *Krämer*)

der stechende Bewegungsschmerz, eine Schmerzausstrahlung fehlt gewöhnlich oder findet nur in die unmittelbare Umgebung statt.

Eine Leistungsstörung im Bewegungsabschnitt kann ebenfalls durch eine Spannungsänderung und eine Volumenschwankung der Bandscheibe hervorgerufen werden. Örtliche oder fortgeleitete Schmerzen sind die Folge. Der Zwischenwirbelabschnitt steht bei körpereigener Belastung in Mittelstellung (Abb. 11a). Eine anhaltend starke Wirbelsäulenbelastung hat eine vermehrte Flüssigkeitsabgabe zur Folge. Dadurch wird das Belastungsgleichgewicht des Bewegungssegments gestört (Abb. 11b). Durch die krankhafte Volumenverminderung kommt es zu einer Verschmälerung des Spaltes der kleinen Wirbelgelenke und über eine Stauung der Blutgefäße zu einem Druck auf die Nervenwurzel durch Raumbeengung im Zwischenwirbelloch. Neben örtlichen Schmerzen kann es in diesem Stadium zu fortgeleiteten Beinschmerzen kommen. Eine gleichzeitige Bandscheibenvorwölbung verstärkt das Schmerzbild. Umgekehrt kann es auch bei längerer Entlastung der Wirbelsäule durch übermäßige Flüssigkeitsaufnahme zu Störungen der physiologischen Bandscheibenfunktion kommen. Eine krankhafte Flüssigkeitsaufnahme der Bandscheibe führt dann zu einem Klaffen des Gelenkspaltes und zu einer Dehnung der Gelenkkapsel (Abb. 11 c).

Hierdurch läßt sich die vielfach von den Patienten erwähnte morgendliche schmerzhafte Unbeweglichkeit erklären. Die nach längerer Ruhelage entlastete und aufgetriebene Bandscheibe gerät wieder unter den Muskelzug und wölbt sich vor. Die so verursachten Beschwerden bessern sich oder verschwinden nach körperlicher Bewegung innerhalb weniger Stunden (Anlaufschwierigkeiten).

Stärkere und länger anhaltende, örtlich genauer bestimmbare Schmerzen zeigen an, daß durch Verlagerung von Gewebe im Inneren der Bandscheibe auch örtliche Nerven gereizt werden. Objektiv findet sich eine Muskelverhärtung und eine schmerzhafte Beweglichkeitseinschränkung der Lendenwirbelsäule. Dieser Zustand ist allen als „Hexenschuß" bekannt. Tritt nach kurzer Ruhezeit keine Besserung ein, so wird ärztliche Behandlung notwendig. Die Schmerzzustände können sich über Jahre wiederholen. Im Falle einer Bandscheibenvorwölbung werden diese durch Druck des vorgetriebenen Faserrings auf die Nervenwurzeln hervorgerufen. Der Kranke klagt über Beinschmerzen oder „Ischias".

Eine Bandscheibenvorwölbung ist rückbildungsfähig. Nach Rückverlagerung der vorgetriebenen inneren Bandscheibenanteile verlieren sich die durch Nervenwurzeldruck verursachten Beinschmerzen.

Bandscheibenvorfall im Bereich der Lendenwirbelsäule

Eine Sonderform der Bandscheibenerkrankung, nicht zuletzt im Hinblick auf die Behandlung, ist der Bandscheibenvorfall im Bereich der Lendenwirbelsäule, lumbaler Bandscheibenvorfall genannt. Die Krankheitsvorgeschichte unterscheidet sich in der Regel nur unwesentlich von der bei Patienten mit einer Bandscheibenvorwölbung.

Die Länge der Krankheitsvorgeschichte oder Anamnese, langjährige Rückenschmerzen, immer wiederkehrende schmerzfreie Intervalle, das Auftreten von ein- oder beidseitigen Beinschmerzen, die auf konservative (nicht-operative) Behandlung nicht ansprechen, sind Hinweis auf einen Bandscheibenvorfall. Die Beweglichkeitseinschränkung der Lendenwirbelsäule in Verbindung mit oft unerträglichen örtlichen (lokalen) und ausstrahlenden Schmerzen machen die Diagnose wahrscheinlich.

Schmerzen und mögliche Ausfallserscheinungen sind abhängig von der Höhe des Gewebedurchbruchs, von seiner Lage und Richtung zum Wirbelkanal und zu den Nervenwurzeln (Abb. 12). Die Ausfallserscheinungen lassen sich durch ärztliche Untersuchung nachweisen. Sie äußern sich in einer Änderung der Gefühlsempfindung bei Berührung. Eine Muskelschwäche oder ein Ausfall der Bein- und Fußmuskulatur wird von dem Patienten selbst erkannt (Stolpern, Hängenbleiben mit dem Fuß, Einknicken im Knie beim Treppensteigen). *Die Schwere des Schmerzbildes ist kein Gradmesser für die Größe des abgestoßenen Bandscheibenstücks, des Bandscheibensequesters.*

Abb. 12a   Normale Lagebeziehung der Nervenwurzeln zu den Bandscheiben. Wirbelbögen und Kreuzbeindach sind abgetragen. Ansicht von hinten

4 Lendenbandscheibe

L_5

5 Lendenbandscheibe

S_1

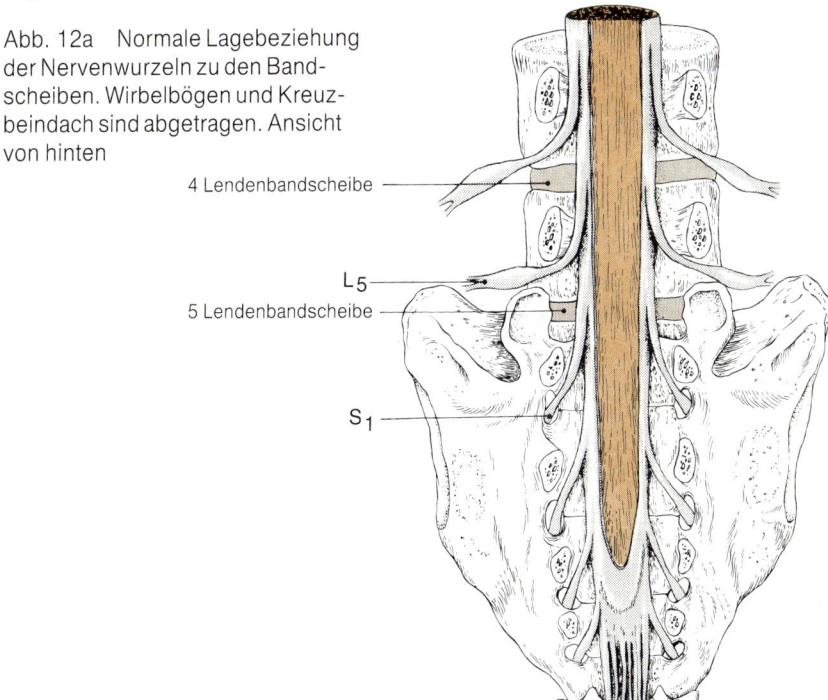

24

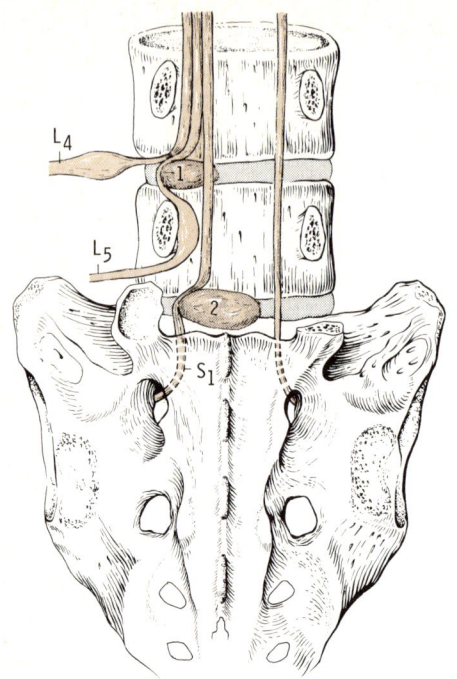

Abb. 12b Nervenwurzelschädigung bei Bandscheibenvorfall (1 = ganz seitlich links mit Druck auf L_4 und L_5; 2 = seitlich links mit Druck auf S_1). Wirbelbögen sind abgetragen. Ansicht von hinten (sehr schematisch)

Die Höhe der erkrankten Bandscheibe kann in der Regel durch Nachweis der Art und Lokalisation der Ausfallserscheinungen bestimmt werden. Es ist bekannt, daß bei Betroffensein der ersten Kreuzbein- oder Sakralwurzel (Wurzel S_1) ein bestimmter Muskeleigenreflex ausgefallen und auch die Gefühlsempfindung nach Art eines Generalstreifens gestört sein kann (Abb. 13). In gleicher Weise sind auch chorialsterische Ausfallserscheinungen bei Schädigung anderer Nervenwurzeln bekannt.

Mit der Entwicklung einer Muskellähmung durch Druck der Bandscheibe auf eine oder mehrere Nervenwurzeln kann es zu einem Nachlassen der Schmerzen kommen. Diese Erscheinung wird oft fälschlicherweise als Besserung oder als Behandlungserfolg gewertet. Die Ursache ist in der Regel ein Bandscheibenvorfall, wobei freie Gewebestücke (Sequester) in den Wirbelkanal gelangt sind und auf eine oder mehrere Nervenwurzeln drücken. Dadurch wird die Leitungsfunktion der Nervenwurzel unterbrochen, vergleichbar

Abb. 13 Beispiel neurologischer Ausfälle bei Bandscheibenvorfall. Gefühlsstörung der Nervenwurzel S₁ bei
Vorfall der 5. Lendenbandscheibe („Generalstreifen")

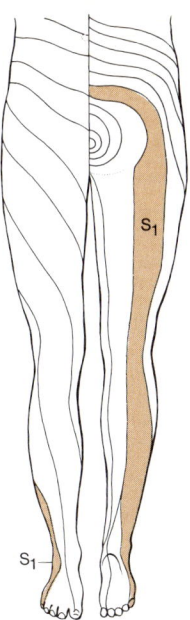

einem abgeknickten Wasserschlauch, aus dem dann kein Wasser
mehr fließen kann.

Störungen beim Wasserlassen und des Stuhlgangs, als Blasen- und
Mastdarmstörungen bekannt, sind entweder schmerzbedingt oder
als Hinweis auf eine beginnende Querschnittslähmung anzusehen.
Die ärztliche (operative) Behandlung wird *sofort* notwendig, wenn
sie erfolgreich sein soll. Eine Querschnittslähmung ist bei entspre-
chender Krankheitsvorgeschichte gewöhnlich Folge eines medialen
Bandscheibenvorfalls (s. Abb. 10b, S. 18)

Ursache des Bandscheibenvorfalls: Je umfangreicher und ausge-
prägter das Wissen über krankhafte Veränderungen des Bandscheibengewebes ist, um so deutlicher wird es, daß die Faktoren, die den
krankmachenden Vorgang in Bewegung bringen, unbekannt geblieben sind. Bis heute ist es nicht eindeutig bewiesen, wodurch der
Krankheitsprozeß ausgelöst wird. Konstitutionelle, d. h. in der Ein-
zelperson vorhandene Voraussetzungen sind bedeutsam. Es muß
eine im einzelnen Menschen festgelegte Anfälligkeit zur Erkran-

kung bestehen. Frühzeitige überdurchschnittliche Anforderungen durch körperliche Arbeit und möglicherweise Motorisierung sind als Teilursachen in Betracht zu ziehen. Falsche Verhaltensweisen bei bekannten angeborenen Aufbaustörungen oder chronischen Schädigungen der Wirbelsäule (z. B. Leistungsturnen in der frühen Jugend) können die Entstehung eines Bandscheibenschadens begünstigen.

Arbeitsübliche und tägliche Verrichtungen wie Heben, Bücken, Stehen, Sitzen, Laufen können als Gelegenheitsursachen für einen Bandscheibenvorfall angesehen werden. Dieser tritt jedoch auch in Ruhe auf. Ein Unfallgeschehen ist nur selten Ursache für einen Bandscheibenvorfall. Allgemein wird unter einem *Unfall* ein plötzliches, erhebliches, von außen auf den Körper einwirkendes Ereignis verstanden, welches den Rahmen der betriebsüblichen Arbeit überschreitet. Hat man zu prüfen, ob ein Bandscheibenschaden oder ein Bandscheibenvorfall unfallbedingt ist, so ist zu klären, ob ein Schaden der Bandscheibe bereits vor dem Unfall nachweisbar war oder ob die Schädigung der Bandscheibe aus gesundem Vorzustand erfolgte. Die Anerkennung des Unfallzusammenhangs ist immer an bestimmte Voraussetzungen geknüpft.

Feststellung (Diagnose) des Bandscheibenvorfalls: Im allgemeinen kann die Diagnose aufgrund der körperlichen Untersuchung durch den Arzt gestellt werden, unterstützt durch Röntgenleeraufnahmen der entsprechenden Wirbelsäulenabschnitte und durch eine elektrische Prüfung der Nervenwurzelfunktion (Elektromyographie). Genaue Angaben des Kranken über Beschwerdeentwicklung und Schmerzbild sind erforderlich.

Die klinisch gestellte Diagnose wird vorrangig durch die spinale Computertomographie (spCT) oder durch eine Kontrastmitteluntersuchung (Myelographie) gesichert. In unklaren Fällen kommen beide Methoden zur Anwendung. Die Kernspintomographie (NMR) ist nicht zuletzt wegen der Kosten derzeit keine Alternative zur Computertomographie, die für die Diagnose lumbaler Bandscheibenvorfälle unbestritten Vorrang hat.

Abb. 14a Spinale Computertomographie (spCT) mit Nachweis eines Bandscheibenvorfalls. Gute Darstellung der Nervenwurzel auf der Gegenseite (normaler Befund)

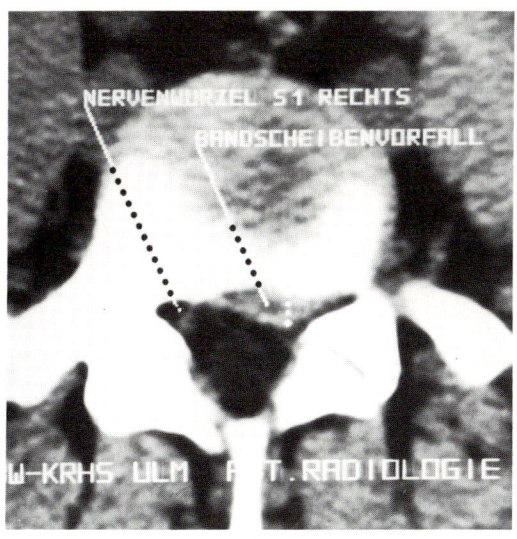

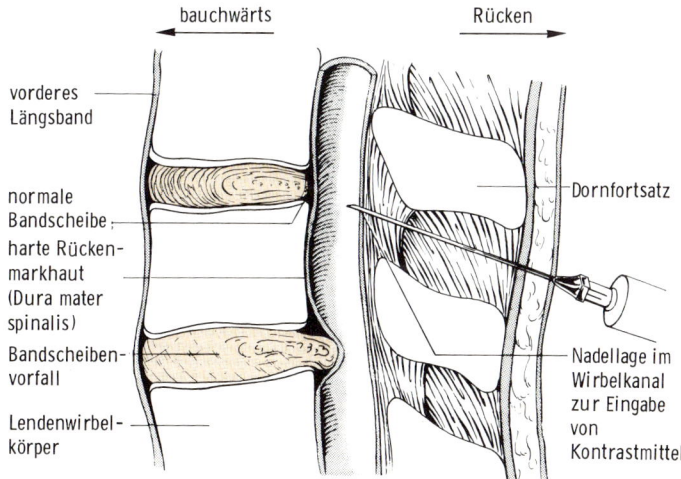

bauchwärts   Rücken

vorderes Längsband

normale Bandscheibe

harte Rückenmarkhaut (Dura mater spinalis)

Bandscheibenvorfall

Lendenwirbelkörper

Dornfortsatz

Nadellage im Wirbelkanal zur Eingabe von Kontrastmittel

Abb. 14b Kontrastmitteluntersuchung mit Punktion des Lendenwirbelkanals

Die Myelographie hat für die Diagnose eines Bandscheibenvorfalls im Lendenwirbelsäulenbereich in den letzten Jahren zugunsten der *spinalen Computertomographie* an Bedeutung verloren. Mit Einführung der spCT ist der Nachweis eines lumbalen Bandscheibenvorfalls erleichtert worden (Abb. 14a). Für den Patienten ist die Untersuchung keine Belastung und hinterläßt keine Folgeerscheinungen. Eine CT-Untersuchung sollte jedoch immer erst dann veranlaßt werden, wenn sich die Indikation zu einer Chemonukleolyse oder zur Bandscheibenoperation stellt.

Für die *Kontrastmitteluntersuchung* wird eine Hohlnadel in die Mitte des Wirbelkanals der Lendenwirbelsäule eingeführt (Abb. 14b). Der Kranke liegt bei diesem als Lumbalinjektion bezeichneten Eingriff auf der Seite. Es wird wenig Nervenwasser zur laborchemischen Untersuchung entnommen, um andere Erkrankungen auszuschließen. Nach Einspritzen eines Kontrastmittels werden Röntgenaufnahmen angefertigt, die die Feststellung und Ortsbestimmung des Bandscheibenvorfalls oder seinen Ausschluß erlauben.

Das wasserlösliche Kontrastmittel hinterläßt keine Folgen und wird innerhalb von 6–8 Stunden über die Nieren aus dem menschlichen Körper ausgeschieden.

Gelegentliche Begleiterscheinungen einer Kontrastmitteluntersuchung sind Kopfschmerzen und Steifigkeitsgefühl in der Nackengegend. Übelkeit oder Erbrechen können auftreten. Die Ursache hierfür liegt in dem durch die Punktion erfolgten Nervenwasserverlust. Aus diesem Grunde ist eine 24stündige Bettruhe angezeigt. 6 Stunden bleibt der Oberkörper nach dem Eingriff hochgelagert, anschließend wird eine flache Rückenlage eingenommen. Ausreichende Flüssigkeitszufuhr ist zum Ausgleich des Nervenwasserverlustes notwendig. Während dieser Zeit sind die Einnahme alkoholischer Getränke und das Rauchen zu vermeiden. Der Eingriff wird mit einem kurzen stationären Aufenthalt verbunden.

Kreuzschmerzen anderer Ursache

Der Kreuzschmerz wird entweder lokalisiert oder diffus im Bereich der Lendenwirbelsäule und des Kreuzbeinübergangs empfunden. Bandscheibenveränderungen sind zwar eine sehr häufige Ursache für seine Auslösung, der Kreuzschmerz darf aber nicht nur als mechanische Störung aufgefaßt werden. So können z. B. wirtschaftliche Probleme wie Probleme allgemein, die den Kranken beschäftigen, Einfluß auf die Entstehung von Kreuzschmerzen nehmen und zu dem Problemkreis „Wirbelsäule und Psyche" überleiten. Aber nicht nur bei seelischen Störungen, sondern auch bei körperlichen Erkrankungen kommen Kreuzschmerzen vor.

Neben angeborenen oder erworbenen Wirbelsäulenveränderungen (Wirbelkanalstenose s. S. 30) können biochemische und immunologische Prozesse, rheumatische und neurologische Erkrankungen sowie Erkrankungen der Nieren und der ableitenden Harnwege mit Kreuzschmerzen einhergehen. Kreuzschmerzen finden sich häufig auch bei Schlaflosigkeit und bei Magen-Darm-Erkrankungen.

Rückenschmerzen, die von den Bändern, den kleinen Wirbelgelenken, den sehnigen Ansätzen der Muskulatur und von den Gelenkkapseln ausgehen können (s. auch S. 5 und 15), sind von Schmerzzuständen der Becken-Kreuzbein-Verbindung (Iliosakralfuge) abzugrenzen und häufig Ursache lokaler Schmerzzustände nach Bandscheibenoperationen.

Der Kreuzschmerz bei Kindern und Jugendlichen bedarf immer ärztlicher Beratung. Neben Haltungsschäden sind Wirbelsäulenverkrümmungen und entzündliche oder nicht-entzündliche Wirbel- und Wirbelsäulenveränderungen mögliche Ursachen. Nur in Ausnahmefällen kann ein Bandscheibenschaden oder ein Bandscheibenvorfall bei Kindern oder Jugendlichen schmerzauslösend wirken.

Es ist bekannt, daß insbesondere bei den Monatsblutungen der Frau, bei Frauenerkrankungen und in der Schwangerschaft Kreuzschmerzen verstärkt in Erscheinung treten.

In jedem Fall ist es ratsam, daß bei unbestimmbaren Kreuzschmerzen, die länger andauern und hartnäckig sind, der Arzt aufgesucht wird. An dieser Stelle sind nur die häufigsten Ursachen angeführt worden.

Erworbene Wirbelkanalstenose –
Beinschmerzen ohne Bandscheibenvorfall

Knöcherne Reaktionen an den hinteren Wirbelkörperkanten und an den kleinen Wirbelgelenken können gleichfalls Beschwerden auslösen. Mit ein- oder beidseitigen Beinschmerzen einhergehend können sie ausschließlich bandscheibenbedingten Schmerzzuständen ähnlich sein. Derartige Vorgänge als Folge degenerativer (erworbener) Gewebeumwandlungen führen zu Änderungen der Weite des lumbalen Wirbelkanals und der Zwischenwirbellöcher. Die zumeist gleichzeitig vorhandene Bandscheibenvorwölbung wirkt zusätzlich schmerzunterhaltend. Außer den erworbenen Umbauprozessen mit Wulstbildungen an den Wirbelkörperkanten und Verdickungen im Bereich der kleinen Wirbelgelenke ist gelegentlich Narbengewebe nach Bandscheibenoperationen verantwortlich für erneute Beschwerden (postoperative Wirbelkanalstenose). Daneben gibt es angeborene Ursachen, die die Raumgröße und den Rauminhalt des lumbalen Wirbelkanals verringern können (z. B. Wirbelfehlbildungen, ideopathische Wirbelkanalstenose, Wirbelgleiten [Spondylolisthesis]). Ausdruck einer Wirbelkanalstenose können auch Beschwerden sein, die Durchblutungsstörungen im Bereich der Beine vortäuschen.

Infolge des verengten Wirbelkanals kommt es in Bewegung zu einem allgemeinen Druck auf die im mittleren und unteren Kanal der Lendenwirbelsäule verlaufenden Nervenfasern (Cauda equina).

Schmerzhafte Mißempfindungen und krampfartige Schmerzen in den Beinen sind die Folge. Dieses Krankheitsbild, bei Männern häufiger als bei Frauen beobachtet, äußert sich charakteristischerweise dadurch, daß sich die Beinschmerzen beim Bergabgehen verstärken und in Ruhe durch leichte Rumpfvorbeugung verschwinden: die Kranken spüren, sich nach vorne beugend an einen Tisch, eine Stuhllehne oder sich an eine Parkbank abstützend, eine deutliche Schmerzerleichterung, während unter neuerlicher Gehbelastung bei gleichzeitiger Veränderung der Stellung der Wirbelsäule (Lordosierung) die Krankheitserscheinungen wieder zunehmen.

Der Nachweis einer Wirbelkanalstenose wird röntgenologisch durch

Leeraufnahmen der Lendenwirbelsäule, mit Hilfe der spinalen Computertomographie und durch eine Kontrastmitteluntersuchung (Funktionsmyelographie) der Lendenwirbelsäule geführt. Bei Versagen der konservativen Behandlungsmaßnahmen ist eine operative Entlastung der Nervenwurzeln und/oder der Nervenfasern (Cauda equina) durch eine Hemilaminektomie oder Laminektomie, gewöhnlich über mehrere Segmente, angezeigt (s. S. 40 und 41).

Wirbelsäule und Psyche

Nicht in jedem Falle lassen sich Schmerzen im Bereich der Wirbelsäule vom behandelnden Arzt organisch faßbar einordnen. Die Wirbelsäule kann als Ort zahlreicher Störfaktoren in einem weiten Wechselspiel von bewußtem und unbewußtem Schmerzerleben gesehen werden. Als Ausdruck der „inneren Haltung" des Menschen ist sie Projektionsfeld seelisch verankerter und nicht-steuerbarer Schmerzäußerungen. Eine entscheidende Rolle fällt der Muskulatur zu.

Die Möglichkeit, daß derartige nichtsteuerbare Vorgänge auf das eigene Schmerzerleben Einfluß nehmen, muß vor allem dann berücksichtigt werden, wenn die mechanistischen Vorstellungen von der Schmerzauslösung versagen und die darauf abgestellte Behandlung keinen Erfolg hat. Es ist bekannt, daß ungelöste innere Konflikte, sogenannte Affektspannungen, zu einer Fehlinnervation der Muskulatur umgesetzt werden können, ohne daß diese Fehlschaltungen dem betroffenen Menschen bewußt werden. Diese Erläuterung ist nötig, um zu verstehen, daß Rücken- oder Kreuzschmerzen auch andere als durch Bandscheibenveränderungen bedingte Ursachen haben können.

Selbstverständlich liegen der engen Wechselbeziehung zwischen Wirbelsäule und Psyche weitaus kompliziertere und unübersichtlichere Regelmechanismen zugrunde, als nach der sehr vereinfachten Darstellung und den allgemein gehaltenen Erklärungen vermutet wird. Eine geschickte psychische Führung durch den Arzt ist als Begleitbehandlung jedenfalls hilfreich, zumal bekannt ist, daß Rükkenschmerzen gehäuft bei depressiven Patienten beobachtet werden.

Verständlicher mutet das psychisch auffällige Verhalten vieler Patienten mit einem klinisch gesicherten Bandscheibenvorfall an. Infolge monate- oder jahrelanger Schmerzen, vieler erfolgloser konservativer Behandlungsversuche und nicht zuletzt gewöhnt an Medikamente, geraten diese Kranken in eine Konfliktsituation, die ihren Ausgangspunkt in einem organischen Substrat hat. Die Patienten lassen vorwiegend depressive Grundzüge erkennen, in denen Gleichgültigkeit und Resignation vorherrschende Elemente sind. Hinzu kommt, daß eine lange Krankheitsdauer die Angst um soziale Sicherheit bei Älteren und die Befürchtung des Jüngeren, beruflich und privat ins Hintertreffen zu geraten, das psychische Zustandsbild wesentlich beeinflussen. So ist es erfreulich, die Auflösung derartiger Konfliktsituationen nach erfolgreicher Bandscheibenoperation beobachten zu können.

Konservative Behandlungsmöglichkeiten

Patienten mit Kreuz- und Beinschmerzen sind zunehmend zu einem medizinischen Problem geworden. Daher sind Empfehlungen für die Behandlung dieser Schmerzen nach Zahl und Art kaum mehr überschaubar. Die verschiedenen konservativen Behandlungsvorschläge lassen sich am besten nach Wirkungsprinzipien ordnen.

Zunächst versucht man, bei Auftreten von Beschwerden mit einer *unspezifischen Allgemeinbehandlung* auszukommen. Auch heute noch ist strenge Bettruhe auf harter Unterlage nach Auftreten von Kreuz- oder/und Beinschmerzen das Mittel der Wahl. Schmerzbetäubende und entzündungshemmende Medikamente, als Analgetika und Antiphlogistika bekannt, unterstützen eine Lagerungsbehandlung wie z.B. die Stufenbettlagerung, die das Ziel hat, die gereizten Nervenwurzeln zu entlasten. Dadurch wird gewöhnlich ein Nachlassen der Beschwerden oder Beschwerdefreiheit innerhalb weniger Tage erreicht, wobei die mögliche Selbstheilungstendenz derartiger Schmerzzustände eine Rolle spielt. Weit verbreitet sind

Spritzenbehandlungen mit Vitaminpräparaten und mit Medikamenten, die eine Unterbrechung der Schmerzleitung und somit eine Entspannung der Rückenmuskulatur herbeiführen sollen.

Die Einspritzung mit einem lokal wirkenden betäubenden und entzündungshemmenden Medikament in die Gegend des Zwischenwirbellochs (s. Abb. 4a, S. 8) ist sehr verbreitet. Das Ziel dieser Behandlungsweise ist es, die Schmerzleitung der gereizten Nervenwurzel und weiterer für die Schmerzen verantwortlicher kleinerer Nerven durch Umspülung zu unterbrechen *(paraspinale und paravertebrale Injektionsbehandlung)*.

Weitere, auch zur Beseitigung postoperativer Schmerzzustände erprobte Behandlungsmethoden können zur Anwendung kommen, erfordern aber in ihrer Wahl besondere Erfahrung und Übung: Einspritzungen um die harte Rückenmarkshaut hintere oder *dorsale Periduralinfiltration* (lang dauernd auch mit Hilfe eines liegenden Katheters vorzunehmen), *kaudale Periduralinjektion (Sakralanästhesie)* oder als Form der paraspinalen Infiltrationsbehandlung die *Facetteninjektion,* wobei in besonderer Weise die schmerzleitenden Fasern der reichlich vorhandenen Nervengeflechte in der Kapsel der kleinen Wirbelgelenke vorübergehend betäubt werden. Die enzymatische Auflösung der erkrankten Bandscheibe (Chemonukleolyse) ist eine weitere Form der Injektionstherapie.

Unter der Vorstellung, daß Eiterherde, so bei Zähnen, Kreuzschmerzen auslösen und unterhalten können, wird ärztlicherseits oft eine *Fokalsanierung* durchgeführt. Hierbei werden Krankheitsherde im Körper ausfindig gemacht und ausgeschaltet. Der nicht selten überraschende Erfolg derartiger Maßnahmen gibt einer solchen Vorstellung recht.

Örtliche *Wärmeanwendungen* bringen, vor allem im Anfang des Schmerzgeschehens, Linderung. Es ist jedoch zu betonen, daß in gleicher Weise dadurch eine Schmerzverstärkung eintreten kann, so daß individuell geprüft werden muß, ob diese Behandlungsmaßnahmen eingeleitet werden dürfen. Wärmeanwendungen werden häufig in Form von heißen Rollen, Heißluftkasten, Fangopackungen und Bädern durchgeführt. Die somit erreichte Durchblutungsförderung soll zu einer Verringerung der Schmerzen führen. Daher erfreuen sich diese einfachen Behandlungsvorschläge großer Beliebtheit.

Örtliche *Kälteanwendungen*, die ebenfalls zur besseren Durchblutung und gleichzeitig zur stärkeren Schmerzlinderung führen, können akute Schmerzzustände günstig beeinflussen. Jedoch ist auch hier, individuell verschieden, eine entgegengesetzte Wirkung möglich. Kältebehandlungen müssen vorsichtig und überlegt angewandt werden.

Eine *Bäderbehandlung,* vor allem im Thermalbad, wirkt sehr intensiv auf den Körper und den Kreislauf, so daß ihre Verordnung nur nach Untersuchung und durch den Arzt erfolgen darf. Unspezifische Bäder mit Zusätzen, z. B. Fichtennadelbäder, führen ebenfalls zu einer Durchblutungsverbesserung. Eine schmerzlindernde Wirkung wird durch das Stangerbad angestrebt. Ein leichter elektrischer Strom wird durch das Wasser geleitet, es kommt zu einer Förderung der Durchblutung, die Reizschwelle für Schmerzen wird erhöht. Andere Anwendungsformen der *Elektrotherapie,* wie Galvanisation, Interferenzstrom, Kurzwellendurchflutung, auch Ultraschalltherapie, beruhen auf den gleichen Wirkungsprinzipien. Es wird im Körper Wärme erzeugt, dadurch die Durchblutung verbessert und die Muskulatur entspannt. Die Impulsstrombehandlung nimmt innerhalb der Elektrotherapie eine Sonderform ein. Sie wird nur bei Lähmung der Muskulatur angewandt.

In der allgemeinen Behandlung von Kreuz- und Beinschmerzen hat die *Massage* eine Sonderstellung. Im einfachsten Falle reibt, drückt oder massiert der Kranke seine schmerzhaften Körperstellen selbst. Die fachmännisch durchgeführte Massage versucht die Schmerzlinderung durch gezielte Auswahl und Anwendung von Techniken zu erreichen. Das Ziel der Massagebehandlung ist es, über eine verbesserte Durchblutung einen günstigen Stoffwechselzustand des Muskels herbeizuführen, damit Verspannungen nachlassen. Die Unterwasserstrahlmassage ist neben der Muskel-, Reflexzonen- und Bindegewebsmassage geeignet, mit medikamentöser Unterstützung Schmerzen zu bessern. Der Vorteil der Unterwassermassage ist der, daß der Körper im warmen Wasser entspannt ist und dadurch gute Voraussetzungen geschaffen werden, damit sich Muskelverspannungen lösen können. Sehr heftige Schmerzzustände machen eine Massage undurchführbar. Das ist der Fall, wenn jeder Berührungsreiz von der Muskulatur mit noch stärkerer Verspannung beantwortet wird. Auch ein erkranktes Gelenk kann sich durch vermehrte Muskelspannung schützen und sperrt sich dadurch vor schmerzhafter Bewegung.

Die *Krankengymnastik* arbeitet mit einer Übungsauswahl, die die jeweilige Erkrankung berücksichtigt. Gezielte Übungen, immer auf den Patienten abgestimmt, verbessern die Durchblutung, beseitigen Verspannungen und führen zu einer Muskelkräftigung. Das Ziel des Muskeltrainings ist es, die Muskulatur für die Anforderungen des täglichen Lebens leistungsfähig zu machen. Zu Übungen aus entlastender Stellung kommen Übungen in Belastung, Haltungs-, Bewegungs- und Gebrauchsschulung.

Das *Bewegungsbad* unterstützt die krankengymnastische Behandlung vorteilhaft, da gegen den Widerstand des Wassers durchgeführte Bewegungen die Muskulatur kräftigen. Gleichzeitig wird das Zusammenspiel der Muskeln gefördert. Durch die Auftriebskraft des Wassers ist die Wirbelsäule entlastet, das ermöglicht in besonderen Fällen schmerzarmes Üben im Stehen und Gehen. Das Gefühl für die richtige Haltung und ihre Kontrolle kann leichter erlernt werden. Außerdem begünstigt die Auftriebskraft leicht bewegungsfördernde Übungen, sollte dieses gewünscht werden.

Nur in *Ausnahmefällen* werden *Gipsmieder* und *Stützkorsette* verordnet, um die Wirbelsäule ruhigzustellen, schmerzhafte Bewegungen zu verhindern und um geschädigte Nervenwurzeln zu entlasten. An dieser Stelle können auch operative Maßnahmen erwähnt werden, die durch Versteifung eines oder mehrerer Bewegungsabschnitte gleichfalls die Wirbelsäule ruhigstellen sollen.

Durch *Streckung* oder Extension des Körpers wird ebenfalls versucht, die gereizte oder geschädigte Nervenwurzel zu entlasten.

Alle in diesem Zusammenhang erwähnten Behandlungsmethoden dürfen ausschließlich nur von Ärzten verordnet, überwacht und von ihnen oder entsprechend ausgebildetem Fachpersonal ausgeführt werden.

Zu den konservativen Behandlungsmaßnahmen bei wirbelsäulenbedingten Schmerzen müssen auch jene diagnostischen und therapeutischen Handgrifftechniken *(Chirotherapie)* gerechnet werden, die unter dem Begriff der manuellen Medizin zusammengefaßt sind. Diese Behandlungen setzen eine gründliche ärztliche Untersuchung voraus und dürfen nur von Ärzten vorgenommen werden, die in der manuellen Medizin ausgebildet sind.

Chirotherapeutische Anwendungen sind *nicht* erlaubt, wenn ein Bandscheibenvorfall vermutet wird.

Die Wirbelsäulenschmerzbehandlung durch *Akupunktur* ist in den letzten Jahren immer mehr in den Blickpunkt der wissenschaftlichen Medizin gerückt. Die Methode hat ihren Stellenwert und ist geeignet, Schmerzzustände im Bereich der Wirbelsäule und der Muskulatur zu lindern und zu bessern. Die Akupunktur ist eine von einer bestimmten Anschauung getragene Behandlungsart. Sie sollte nur von dafür ausgebildeten Ärzten durchgeführt werden. „Ein Arzt, der die Akupunktur mit anwendet, muß sich der Verantwortung gegenüber der Wissenschaft und seinem Patienten ganz besonders bewußt sein. Er muß die Grenzen der Methode kennen, und er darf keine falschen Hoffnungen erwecken, aber auch keine Möglichkeit des Helfens außer acht lassen" (STIEFVATER).

Ähnliches gilt außer für örtlich *schmerzunterbrechende* Behandlungen (lokale Injektionsbehandlung, therapeutische Lokalbetäubung, s. S. 33) für *schmerzausschaltende* Methoden. Hierbei werden schmerzleitende Nervenfasern zerstört. Eine *elektrische Stimulationsbehandlung* stellt ebenso wie die Anwendung schmerzausschaltender Methoden die letzte Behandlungsmöglichkeit dar, die sich bei chronischen Schmerzzuständen anbietet, wenn Medikamente und operative Verfahren herkömmlicher Art versagt haben.

Die Gründungen von Schmerzambulanzen und Schmerzkliniken zeigen, welche Aufmerksamkeit den besonderen Problemen des „Schmerz"-Patienten gewidmet wird.

Chemonukleolyse
(enzymatische Auflösung der erkrankten Bandscheibe)

Unter Chemonukleolyse wird die teilweise Auflösung des erkrankten Gallertkerns (Nucleus pulposus) der Bandscheibe durch Einspritzen eines aus der Papaya-Frucht gewonnenen Enzyms (Chymopapain) verstanden. Die durch chemische Vorgänge ausgelöste Verminderung des Volumens von vorgewölbten oder vorgefallenen Bandscheibenteilen führt zu der gewünschten Druckentlastung der Nervenwurzel. Der Eingriff wird in Vollnarkose oder in örtlicher Betäubung vorgenommen und erfordert neben guten technischen Einrichtungen besondere Erfahrung. Die Chemonukleolyse ist angezeigt in Fällen mit Beinschmerzen (Ischialgien), bei denen sich unter Umständen auch die Indikation zur Operation stellen würde; allerdings ist die Chemonukleolyse keine Alternative zur Operation, sondern eine Erweiterung der Behandlungsmöglichkeiten.

Da der Eingriff nicht frei von Risiken ist, sind die gleichen strengen Maßstäbe anzulegen, wie sie für die Operation gefordert werden. Die Gefahr allergischer Reaktionen (anaphylaktischer Schock) durch das pflanzliche Fremdeiweiß erfordert besondere Vorsichtsmaßnahmen. Bei bekannter Überempfindlichkeit gegen die Papaya-Frucht hat der Eingriff, der bei jedem Patienten nur einmal durchgeführt werden darf, zu unterbleiben.

An Gegenanzeigen (Kontraindikationen) sind derzeit zu nennen: Schwangerschaft, Patienten bis zu 18 Jahren, entzündliche Erkrankungen des Bewegungssegmentes, Nachweis erheblicher degenerativer Veränderungen mit knöcherner Nervenwurzelkompression, vorausgegangene Wirbelsäulen- und Bandscheibenoperationen, Lähmungserscheinungen. Der Eingriff darf bei intakter Bandscheibe oder bei Nachweis eines Bandscheibensequesters nicht ausgeführt werden.

Grundsätzlich ist von einer Nutzanwendung der Chemonukleolyse „auf breiter Front" abzuraten. Die Einführung dieses in Deutschland neueren Verfahrens sollte sehr kritisch erfolgen und beschränkt bleiben auf medizinische Einrichtungen, an denen auch routinemäßig Bandscheibenoperationen durchgeführt werden.

Operative Behandlung und Ergebnisse der Operation beim Bandscheibenvorfall im Lendenwirbelbereich

Wann wird operiert? Im allgemeinen wird ein operativer Eingriff nur dann vorgenommen, wenn die Diagnose gesichert ist, andere Behandlungsmethoden erfolglos geblieben sind oder der Bandscheibenvorfall die Ursache aufgetretener Lähmungen ist und keine andersartigen, den Patienten gefährdenden Erkrankungen vorliegen. Nur bei Gefahr oder nach Eintritt einer durch einen Bandscheibenvorfall hervorgerufenen Querschnittslähmung dürfen Vorerkrankungen mit hohem Lebensrisiko (Risikofaktoren) außer acht gelassen werden *(absolute Operationsindikation)*. Die Querschnittslähmung ist eine sehr selten vorkommende Komplikation eines Bandscheibenvorfalls.

Normalerweise werden bei seinem gesicherten Nachweis und bei Fehlen neurologischer Funktionsstörungen (Lähmungen, ausgedehnte Gefühlsstörungen) die Schwere und das Ausmaß des Schmerzbildes für den Zeitpunkt der Operation bestimmend sein *(notwendige, aber nicht dringliche Operationsindikation)*. Voraussetzung ist jedoch eine erfolglose, konservative Behandlung, möglichst unter stationären Bedingungen durchgeführt. In Ausnahmefällen können die Schmerzen so zermürbend sein, daß von diesem Grundsatz abgewichen werden muß. Dem Patienten ist jede Maßnahme zur Beseitigung seiner Schmerzen willkommen („Es muß etwas geschehen – ich halte es nicht mehr aus").

Die Indikation zur Operation eines Bandscheibenvorfalls mit reiner Kreuz-Bein-Schmerzsymptomatik ist immer gewissenhaft zu überprüfen und muß eng gestellt werden. Leichtere Störungen der Gefühlsempfindung oder Verlust von Muskeleigenreflexen sind kein Grund, eine notwendige Operationsindikation abzuleiten.

Vollständige (komplette), die Qualitäten Schmerz, Gefühl, Motorik betreffende Schädigungen oder unvollständige (inkomplette) Störungen der Leitungsfunktion einer oder mehrerer Nervenwurzeln werden in Abhängigkeit von der zeitlichen Dauer und dem Ausmaß bestehender neurologischer Funktionsstörungen gleichfalls in diese Indikationsgruppe eingeordnet.

Eine *dringliche Indikation* liegt vor, wenn eine Operation innerhalb kurzer Frist wegen akut aufgetretener, rasch fortschreitender oder sofort hochgradiger Lähmungen (Paresen) vorgenommen werden muß.

Eine *fakultativ notwendige*, auch *soziale Operationsindikation* ist dann gegeben, wenn wiederholt und ergebnislos konservativ behandelt wurde, wenn die Erkrankung mit langdauernder Arbeitsunfähigkeit zu sozialer Unsicherheit geführt hat, wenn auch ohne sicheren Nachweis eines Bandscheibenvorfalls, jedoch bei Anwesenheit knöcherner Veränderungen der Lendenwirbelsäule, welche die Weite des Wirbelkanals einengen und die Nervenwurzelaustrittsöffnungen verlegen können, eine Funktionsstörung einer oder mehrerer Nervenwurzeln vorliegt und die Operation die letzte mögliche Behandlungsmaßnahme ist. Da die operativen Maßnahmen ausgedehnter sind und die Aussichten einer erfolgreichen Operation geringer sein können, muß der Kranke eingehender unterrichtet werden. Mitentscheidend ist hier die Meinung des Patienten, wie er seine Schmerzen empfindet und er diese in Beziehung zu seinem Leben einordnet („so will ich nicht weiterleben").

Wie wird operiert? Die Operation wird in allgemeiner Narkose und in Bauch- oder Knie-Ellenbogen-Lage des Patienten vorgenommen. In Höhe der zu operierenden Bandscheibe wird in Körperlängsrichtung über den Dornfortsätzen (Mittellinie) oder quer dazu ein sparsamer Hautschnitt angelegt. Entsprechend der Seitenlokalisation des Bandscheibenvorfalls werden die Muskulatur rechts, links oder beidseits der Dornfortsätze abgetrennt, die Wirbelbögen freigelegt, der Wirbelkanal eröffnet, die Nervenwurzel aufgesucht und der Bandscheibenvorfall dargestellt. Gewöhnlich werden 3 Arten der Operationstechnik unterschieden:

– Die *Fensterung* ist die am häufigsten angewandte Operationsmethode. Es werden nur unwesentliche Teile des unteren und oberen Wirbelbogens abgetragen und ein diese Knochenteile verbindendes Band von gelbem Aussehen, Ligamentum flavum, entweder mit herausgenommen oder zurückgehalten und später wieder eingelegt (Abb. 15a).

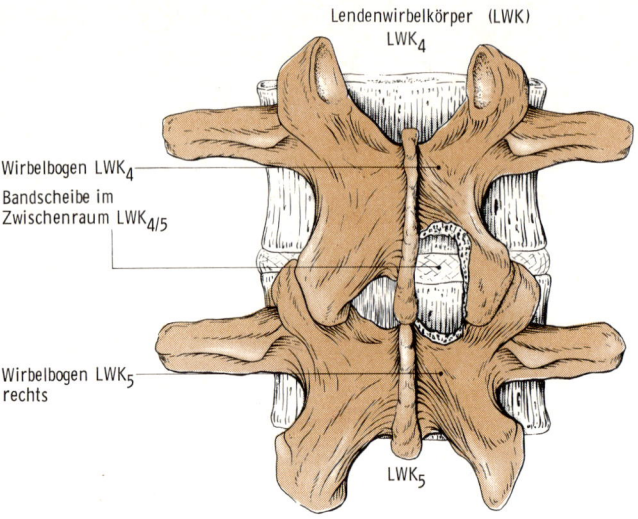

Lendenwirbelkörper (LWK)
LWK$_4$

Wirbelbogen LWK$_4$

Bandscheibe im
Zwischenraum LWK$_{4/5}$

Wirbelbogen LWK$_5$
rechts

LWK$_5$

Abb. 15a Fensterungsoperation (schematische Knochendarstellung,
Aufsicht von hinten)

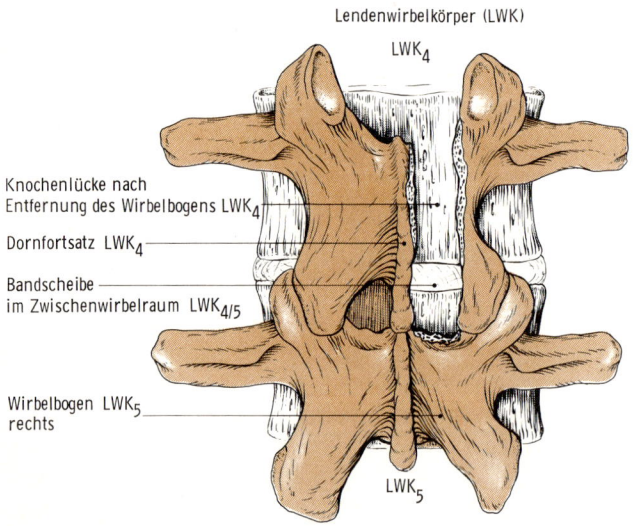

Lendenwirbelkörper (LWK)
LWK$_4$

Knochenlücke nach
Entfernung des Wirbelbogens LWK$_4$

Dornfortsatz LWK$_4$

Bandscheibe
im Zwischenwirbelraum LWK$_{4/5}$

Wirbelbogen LWK$_5$
rechts

LWK$_5$

Abb. 15b Einseitige Wirbelbogenentfernung = Hemilaminektomie
(schematische Knochendarstellung, Aufsicht von hinten)

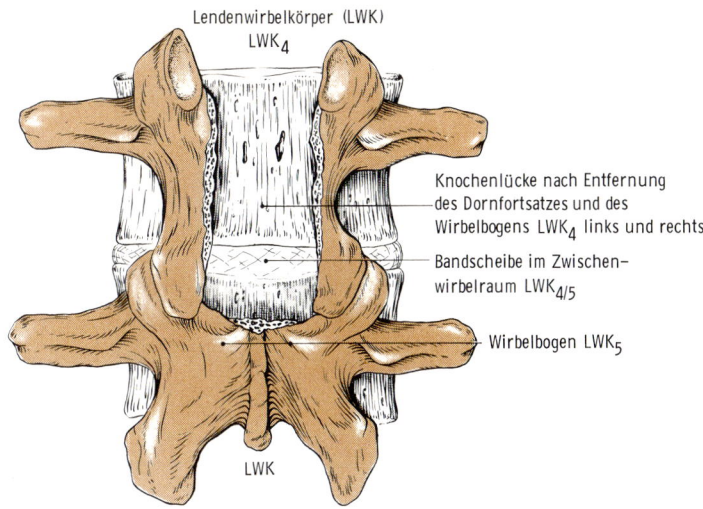

Lendenwirbelkörper (LWK)
LWK$_4$

Knochenlücke nach Entfernung
des Dornfortsatzes und des
Wirbelbogens LWK$_4$ links und rechts

Bandscheibe im Zwischen-
wirbelraum LWK$_{4/5}$

Wirbelbogen LWK$_5$

LWK

Abb. 15c Entfernung beider Wirbelbögen und des Dornfortsatzes = Laminektomie (schematische Knochendarstellung, Aufsicht von hinten)

– Bei der einseitigen Laminektomie oder *Hemilaminektomie* werden ein oder mehrere Wirbelbögen einer Seite entfernt. Mit diesem Verfahren wird eine bessere Übersicht bei der Operation
erreicht (Abb. 15b).
– Die Herausnahme eines Dornfortsatzes und des Wirbelbogens bis
zu den kleinen Wirbelgelenken wird als *Laminektomie* bezeichnet. Sie wird bei in der Mitte gelegenen Bandscheibenvorfällen,
bei einer Verengung des Wirbelkanals (Wirbelkanalstenose) oder
bei sehr umfangreichen knöchernen Veränderungen und Narben-
bildungen nach vorausgegangenen Operationen notwendig
(Abb. 15c).

Jedes dieser Operationsverfahren wird entweder mit Lupenbrillen-
vergrößerung oder, heute allgemein üblich, mit dem Operationsmi-
kroskop durchgeführt. Normalerweise wird nicht die gesamte Bandscheibe, sondern es werden nur Teile der Bandscheibe entfernt, die
sich abgestoßen haben und somit vorgefallen, sequestriert sind. Es
wird darauf verzichtet, die fehlenden Bandscheibenanteile zu erset-

zen, da gewöhnlich der Krankheitsvorgang, der zum Bandscheibenvorfall geführt hat, schon von einer Verschmälerung des Zwischenwirbelraumes und somit von einer Umstellung im Bewegungssegment begleitet ist.

Gefahren der Operation: Das Risiko der Bandscheibenoperation ist gering und entspricht dem bei jeder allgemeinen Narkose und anderen chirurgischen Eingriffen. Auf Komplikationsmöglichkeiten während einer Bandscheibenoperation ist vom Arzt vor dem Eingriff hinzuweisen. Ihre Erwähnung und Erörterung ist Bestandteil des ärztlichen Aufklärungsgesprächs (s. S. 47).

Was ist nach der Operation? Unmittelbare Folgeerscheinungen in den ersten Tagen nach einer Bandscheibenoperation sind gewöhnlich Schlaflosigkeit, Schwitzneigung, Darmblähungen und Herz- sowie Rippenbogenrandbeschwerden. Die Harnblase muß gelegentlich am Operationstag und am 1. Tag nach der Operation mit Hilfe eines Katheters entleert werden. Die Darmtätigkeit normalisiert sich in der Regel 2–3 Tage nach der Operation. Schmerzlindernde Mittel verursachen zusätzlich unerwünschte Darmträgheit und werden mit Zurückhaltung verordnet.

Strenge Bettruhe wird für 1–3 Tage nach der Operation eingehalten. In den ersten 24 Stunden liegt der Kranke ausschließlich auf dem Rücken. Zur Vermeidung von Nachblutungen dürfen Lageänderungen nur vom Pflegepersonal vorgenommen werden. Später liegt der Patient entweder auf dem Rücken oder auf der Seite. Der Kranke steht in der Regel am Abend des 1. postoperativen Tages mit Unterstützung auf. In den folgenden Tagen kann er sich zunehmend körperlich belasten, jedoch ist darauf zu achten, daß in der frühen postoperativen Zeit ausreichend Bettruhe eingehalten wird. Die Dauer der Bettruhe nach der Operation kann in Abhängigkeit von dem gewählten Operationsverfahren und individuell verlängert werden.

Der Patient muß angehalten werden, insbesondere in den Tagen unmittelbar nach der Operation und in den folgenden 3 Wochen gar nicht oder nur wenig zu sitzen. Das Essen kann im Stehen eingenommen werden.

Die Wundfäden (Wundklammern) werden am 8. Tag entfernt und die postoperativ eingeleitete krankengymnastische Übungsbehandlung verstärkt.

Nach Bandscheibenoperationen kann es in Ausnahmefällen zu Nachblutungen im Wundbereich, zu Störungen der Wundheilung oder auch später noch zu entzündlichen Veränderungen der Wirbelkörper und der Bandscheiben kommmen (Spondylitis, Diszitis).

Ergebnisse der operativen Behandlung: Das Ziel der Bandscheibenoperation ist, Schmerzen zu beseitigen und die Grundlage für die Rückbildung von Lähmungen zu schaffen. Immer aber ist zu beachten: Das Bandscheibenleiden beruht auf einem schicksalsmäßigen Gewebeverschleiß mit Riß- und Spaltbildungen. Der Bandscheibenvorfall ist die schwerste Form der Bandscheibenentartung. *Durch die Operation wird nicht die Ursache der Erkrankung, sondern es werden ihre Folgen behandelt.*

Postoperative Nachblutungen und Störungen der Wundheilung haben selten Einfluß auf das Ergebnis der Operation. Sie führen allenfalls zu einem verlängerten Krankenhausaufenthalt. Vor der Operation nachweisbare Lähmungen und Gefühlsstörungen, wie Taubheitsgefühle, verschwinden nicht direkt nach dem Eingriff. Oft wird eine vorhandene Gefühlsstörung erst bemerkt, wenn der Beinschmerz durch die Operation beseitigt worden ist. Eine Besserung kann hier noch nach Wochen oder Monaten eintreten. Wird die erwartete Schmerzfreiheit in der ersten Zeit nach der Operation nicht erreicht, so sind verschiedene Ursachen zu nennen (s. S. 44 „Schmerzen nach der Operation").

Die Ergebnisse der operativen Behandlung des lumbalen Bandscheibenvorfalls sind gut; sie müssen aber immer unter dem Gesichtspunkt gesehen werden, daß das Operationsziel auf die Folgen eines Krankheitsgeschehens ausgerichtet ist und ihre Ursache nicht berührt: Sinn und Zweck der Operation ist es, die durch den Bandscheibenvorfall verursachten Beinschmerzen (Ischialgien) zu beseitigen. Die durch die Bandscheibenveränderung (Bandscheibendegeneration) ausgelösten (örtlichen) Beschwerden können bleiben. Benachbarte Segmente können ebenfalls erkranken und trotz Behandlung neue Schmerzen hervorrufen. Beschwerden, die nach anfänglich erfolgreicher operativer Therapie wieder auftreten, sind daher nicht in jedem Falle als Versager der chirurgischen Behandlung zu werten.

Etwa 80–85% der operierten Kranken werden beschwerdefrei und später wieder körperlich leistungsfähig. Gelegentliche wirbelsäulenbedingte Kreuzschmerzen sind normalerweise nicht behandlungsbedürftig.

Letztlich aber wird das Ergebnis einer Bandscheibenoperation wesentlich vom Verhalten des Patienten in der Zeit nach der Operation beeinflußt.

Schmerzen nach der Operation: Nach Wochen, Monaten oder auch Jahren, selten während des stationären Aufenthaltes kann ein erneuter Bandscheibenvorfall, ein *Bandscheibenvorfallrezidiv,* für anhaltende oder neue Schmerzzustände verantwortlich sein. Ist auch diese Gefahr gering, so muß doch das Rezidiv eines Bandscheibenvorfalls als ein normales Risiko nach einer Bandscheibenoperation angesehen und einkalkuliert werden. Die Häufigkeit liegt um 5%. Die Gefahr eines Rezidivs besteht, weil nicht die ganze, sondern nur Teile der Bandscheibe bei der Operation entfernt werden. Auf der anderen Seite können aber auch benachbarte Bandscheiben erkranken und eine weitere Operation notwendig machen. Dann wird jedoch nicht von einem Bandscheibenvorfallrezidiv gesprochen. Es handelt sich um eine Neuerkrankung.

Anhaltend postoperative Schmerzen, in ihrem Charakter oft andersartig als vor der Operation, können verschiedene Ursachen haben. Einmal kann die rein mechanisch bedingte entzündliche Reizung der Nervenwurzel nach operativer Druckentlastung fortbestehen, oder es können Fehlregulationen des sogenannten vegetativen Nervensystems auftreten, die sich in brennenden Schmerzen äußern. An Muskeln, Bändern und Gelenken können infolge langdauernder Fehlhaltung der Wirbelsäule vor der Operation Schmerzen entstehen, die dann bevorzugt zu Beginn der krankengymnastischen Mobilisierungsphase nach der Operation beobachtet werden. Bei richtig weitergeführter Behandlung nach der Operation und bei einsichtigem Verhalten des Patienten „verdämmern" diese Beschwerden erfahrungsgemäß innerhalb von Wochen, manchmal erst nach Monaten. Anhaltende Schmerzen, von den Sehnenansätzen der Muskeln ausgehend oder hervorgerufen durch Narbenbildung und übermäßige Lockerung eines Bewegungssegmentes (Segmentinstabilität), werden gelegentlich beobachtet (sogenanntes Postdiskotomiesyndrom). An die Möglichkeit des psychischen Fehlverhaltens als Ursache nicht erklärbarer postoperativer Schmerzen muß gedacht werden. Beschwerden nach einer Bandscheibenoperation, anhaltend oder wiederkehrend, müssen den Patienten veranlassen, den Hausarzt aufzusuchen.

Weiterbehandlung nach der Operation: Auch nach der Krankenhausentlassung muß die physikalische, krankengymnastische und gelegentlich medikamentöse Behandlung unter ärztlicher Aufsicht fortgeführt werden. Sie ist wesentlicher Teil der Gesamtbehandlung im Rahmen der Bandscheibenoperation.

Die Art und das Ausmaß der Weiter- oder Nachbehandlung nach Bandscheibenoperationen ist den persönlichen und örtlichen Lebensumständen des Kranken anzupassen. Im allgemeinen schließt sich an den Krankenhausaufenthalt eine von den Versicherungsträgern befürwortete stationäre Anschlußheilbehandlung (AHB) in einer entsprechenden Einrichtung an. Diese Maßnahme dient dazu, den Operationserfolg zu festigen und die eigene körperliche Leistungsfähigkeit wiederherzustellen.

Der Patient soll auf jeden Fall das erlernte Wirbelsäulen- und Muskeltraining fortführen. Ein wirkungsvolles Hilfsmittel zur Vorbereitung für die Übungen, die der Kranke zu Hause durchführen kann, ist ein heißes Bad oder eine heiße Dusche. Der Wert einer ambulanten Weiterführung der Behandlung ist gering, wenn die Entfernung zwischen Wohn- und Behandlungsort zu groß ist.

Bewegungsbäder in entsprechend vorgewärmten Badebecken, bevorzugt Thermalbäder, sind für die postoperative Weiterbehandlung zu empfehlen, wenn ärztlicherseits wegen anderer Erkrankungen (z. B. Venenerkrankung, Herz-Kreislauf-Beschwerden) keine Bedenken erhoben werden.

Verhalten nach der Operation: Jeder Patient, insbesondere der operierte Kranke, hat letztlich in dem Wissen um die Auswirkungen seiner Bandscheibenschädigung und in *vernunftgemäßer Einschätzung des eigenen körperlichen Leistungsvermögens* selbst zu entscheiden, was er tun darf und was er zu lassen hat. Das gilt für den beruflichen und privaten Lebensbereich, auch für das sexuelle Verhalten. Die Zeit der körperlichen Schonung nach der Operation, die der Patient zur Sicherung des Behandlungserfolgs nutzen soll, beträgt, individuell unterschiedlich, in der Regel 6–8 Wochen oder länger. Allgemeingültige Richtlinien, was dem einzelnen Patienten nach einer Bandscheibenoperation erlaubt ist und was nicht, sind schwer festzulegen. Ebensowenig lassen sich verbindliche Anweisungen erteilen, die das Wiederauftreten von Beschwerden und die Wiederholung eines Bandscheibenvorfalls verhindern können.

Der Patient kann nach der Operation in seine gewohnte Umgebung zurückkehren und seinen familiären, gesellschaftlichen und beruflichen Verpflichtungen wieder nachkommen. Nur in wenigen Ausnahmefällen ist eine berufliche Umschulung nach Bandscheibenoperationen notwendig.

Folgt der Patient den im Krankenhaus erteilten Behandlungsvorschlägen und den in dem vorliegenden Ratgeber nachfolgend gegebenen Verhaltenshinweisen, so wird dem Kranken auch sportliche Betätigung wieder möglich sein.

Wann soll nicht operiert werden? Sind die Voraussetzungen für eine Operation erfüllt und sind die Gründe, die gegen sie sprechen könnten, berücksichtigt worden, so sollte operiert werden.

Ist dagegen die *Diagnose* „Bandscheibenvorfall" *unklar* und bestehen *keine Beinschmerzen*, so ist vor einer übereilten Entscheidung zur Operation zu warnen. Zurückhaltung ist geboten, wenn der Patient übergewichtig ist, nur ein reines Schmerzbild vorliegt und er unzureichend konservativ vorbehandelt worden ist oder wenn der Patient Mißtrauen gegenüber einer Operation hegt. Es ist auch daran zu denken, daß psychisches Fehlverhalten gelegentlich seinen Ausdruck in (psychogenen) Kreuz-Bein-Schmerzen finden kann;

die fehlenden diagnostischen Hinweise auf einen Bandscheibenvorfall *verbieten* dann den operativen Eingriff.

Das Aufklärungsgespräch vor der Operation: Ich muß operiert werden – worüber bin ich zu unterrichten? Das Gespräch vor einem operativen Eingriff schafft die Grundlage für ein Vertrauensverhältnis zwischen Patient und behandelndem Arzt. Es soll die Hoffnung des Kranken stärken, daß die beabsichtigte operative Behandlung erfolgreich sein wird.

Die Kenntnisse, die der Leser dieses Ratgebers bis hierhin erlangt hat, befähigen ihn nunmehr sicherlich, die Tragweite seines Entschlusses zu erfassen, wenn er dem Ratschlag des Arztes, sich operieren zu lassen, zugestimmt hat. Der Arzt muß seiner Aufklärungspflicht einfühlsam nachkommen, er hat den Patienten über Ziel und Grenzen der operativen Behandlung zu unterrichten, ihn auf das allgemeine und besondere Risiko im Zusammenhang mit der Operation hinzuweisen und hat mögliche Komplikationen und ihre Auswirkungen für den Kranken zu erörtern. Hat der Patient das Gefühl, daß die Indikation zur Bandscheibenoperation gewissenhaft gestellt wurde, und ist er überzeugt, daß die Operation für ihn die nunmehr einzige Möglichkeit ist, von seinen unerträglichen und ihn zermürbenden Beinschmerzen befreit zu werden, wird er dem Aufklärungsgespräch sachlich folgen. Es besteht keine Gefahr, daß das hoffnungsvolle Zutrauen des Patienten gestört wird.

Das *Ziel* der Operation ist es, die Beinschmerzen zu beseitigen. Der Erfolg der operativen Therapie kann dadurch begrenzt werden, daß nicht die Ursache, sondern die Folgen der Bandscheibenerkrankung behandelt werden, daß also die Grunderkrankung weiter besteht und neue Beschwerden verursacht. Dadurch erklärt sich, daß es einen 100%igen Behandlungserfolg nicht geben kann.

Das *Risiko* einer Bandscheibenoperation wird allgemein überschätzt: Die Operation stellt keinen bedrohlichen Eingriff dar. Narkosezwischenfälle kommen äußerst selten vor. Im Zusammenhang mit der Operation können *Komplikationen* auftreten, die, weil bekannt, in der Regel erfolgreich behandelt werden können (Venenentzündungen, Embolien, Nachblutungen, oberflächliche und tiefe

Wundheilungsstörungen, Entzündungen der Restbandscheiben und der Wirbelkörper im operierten Gebiet, während der Operation [selten] Nervenfaser- und Nervenwurzelschädigungen mit möglichen Teillähmungen, Verletzungen der harten Rückenmarkshaut mit Austritt von Nervenwasser und Ausbildung einer Fistel). Die postoperative Entzündung von Bandscheibenresten im Zwischenwirbelraum (Discitis) und der angrenzenden Wirbelkörper (Spondylo-Discitis, s. S. 43) ist eine selten auftretende Folgeerscheinung nach Bandscheiben-Operationen (Häufigkeit um 1%). Heftige örtliche Schmerzen in Verbindung mit Zeichen einer allgemeinen Infektion (erhöhte Blutsenkungsgeschwindigkeit, Fieber, Abgeschlagenheit) können den Hinweis auf diese Komplikation geben. Die Einhaltung einer konsequenten Liegebehandlung in Gipsschale von mindestens 6 Wochen Dauer führt in der Regel zur völligen Ausheilung und Schmerzfreiheit.

Querschnittslähmungen nach einer Bandscheibenoperation kommen praktisch nicht vor.

Auf die Möglichkeit, daß nach einer Bandscheibenoperation ein Bandscheibenvorfallrezidiv oder durch Narbenbildung bedingte Schmerzzustände auftreten können, muß der Patient ebenfalls hingewiesen werden.

Vorbeugen durch Wissen und Handeln

Einführung

Eine gesunde und kräftige Muskulatur ist die Voraussetzung dafür, daß die täglich an unseren Körper gestellten Anforderungen bewältigt werden können. Die bequeme Lebensweise in vielen Bereichen unserer Zivilisation ist Ursache für eine verminderte körperliche Aktivität mit fehlendem oder nur unvollständigem körperlichen Training. Auf der anderen Seite führt die Arbeit, die wir leisten müssen, häufig zu einer einseitigen Beanspruchung des Körpers, so auch der Muskulatur. Das Prinzip des Gleichgewichts der Muskulatur wird nicht beachtet. Es kommt zu Ermüdungserscheinungen. Schmerzen sind oft die Folge der Überforderung unseres untrainierten Körpers durch zu plötzliche körperliche Aktivität.

Wo liegen die möglichen Ursachen?

– Wir sitzen zuviel, z. B. beim Fernsehen und im Büro.
– Wir fahren zuviel Auto.
– Unsere Arbeitsplätze sind auf einseitige körperliche Beanspruchung ausgerichtet.
– Wir leben zu bequem und vergessen, daß der menschliche Körper Training braucht. „Die Bandscheibe lebt von der Bewegung."

Es ist notwendig, daß wir für einen Ausgleich sorgen. Jede sich uns bietende Möglichkeit zur körperlichen Aktivität sollte genutzt werden.

Dafür kleine Beispiele:

– Anstatt uns vor überfüllten Aufzügen zu ärgern, können wir wieder Treppen laufen. Zuerst nur ein Stockwerk, die körperliche Beanspruchung wird langsam gesteigert, später kommen wir fast ohne Aufzug aus.
– Nach längerem Stehen im Gedränge der Straßenbahn oder der U-Bahn sollten wir nicht gleich wieder stehend die Rolltreppen benutzen. Wir können die Müdigkeit, die durch das Stehen entstanden ist, von uns abschütteln, indem wir uns bewegen und die normale Treppe benutzen.
– Wenn wir noch Besorgungen in der Stadt zu erledigen haben, sollten wir nicht über die fehlenden Parkplatzmöglichkeiten direkt vor den Geschäften schimpfen. Wir können einen weiter

entfernt liegenden Autoabstellplatz wählen und uns freuen, daß wir die Beine vertreten dürfen.

„Vorbeugen durch Wissen und Handeln" charakterisiert sehr deutlich die Absicht, welche der nachfolgende Teil des Ratgebers verfolgt. Die Kenntnis von der richtigen Körperhaltung und Körperstellung bei der täglichen Arbeit und das angepaßte Verhalten in der Freizeit sind Voraussetzungen für eine sinnvolle Vorsorge durch Eigeninitiative. Aus diesem Grunde wenden wir uns zunächst den Problemen der täglichen körperlichen Belastung und beruflichen Tätigkeit zu und lernen an gängigen Beispielen, unseren Körper und unsere Bewegungen zu kontrollieren.

Tägliche körperliche Belastung und berufliche Tätigkeit

Fehlende körperliche Aktivität führt nicht selten zu *Übergewichtigkeit*. Um den Überhang, das „Bäuchlein", und den Zug nach vorn aufzuhalten, hängen wir uns nach hinten ins Hohlkreuz und belasten dadurch die Wirbelsäule sehr einseitig (Abb. 16).

Es gilt also, durch körperliche Aktivität und durch entsprechende Diät das Übergewicht abzubauen und die Bauchmuskulatur durch geeignete Übungen zu kräftigen.

Den Großteil des Tages belasten wir unsere *Füße*. Eine gute Fußarbeit führt zu einer guten Haltung: Durch den Einsatz der Fußmuskulatur bekommt auch die Rumpfmuskulatur fördernde Impulse zur Aktivität. Gutes Schuhwerk ist daher wichtig. Unsere Fußböden und Straßen sind hart und unelastisch, unsere Schuhsohlen sollten aus diesem Grunde weich und biegsam sein, so daß ein Abdrücken des Fußes vom Boden stattfinden kann (Abb. 17a). Zu diesem Zweck ist ein federnder Absatz vorteilhaft. Es gibt Schuhe, bei denen derartige Absätze vom Hersteller eingebaut sind. Barfußgehen ist nur dann empfehlenswert, wenn wir uns auf weichen Böden fortbewegen können, so auf einer Wiese, im Sand, auf einem Teppich.

Schuhe müssen fest am Fuß sitzen. Sie dürfen nicht bei jedem Schritt verlorengehen. Dadurch wird der Fuß gezwungen, die Schuhe fest-

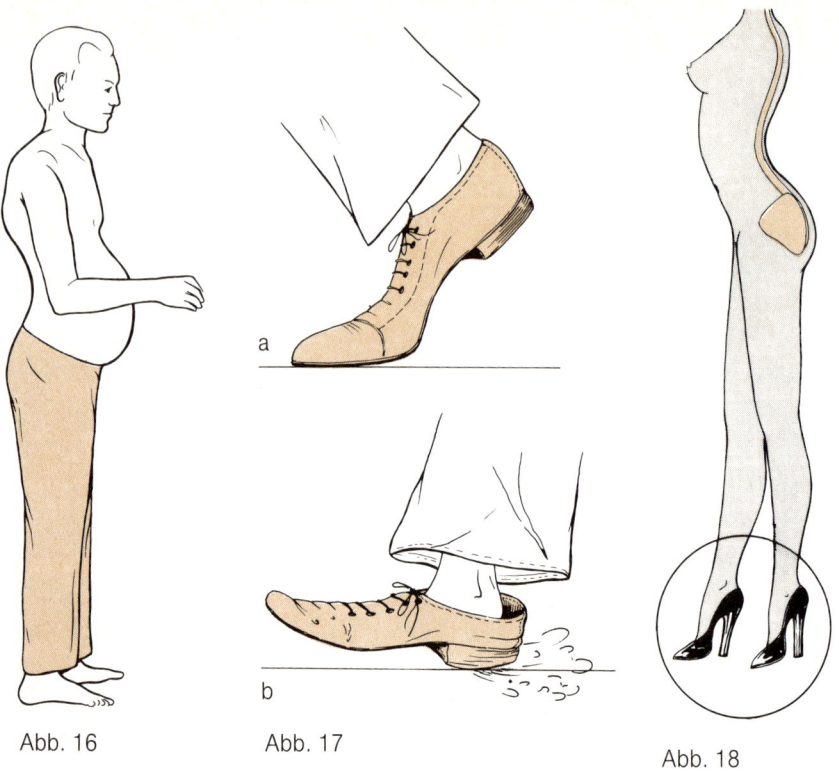

Abb. 16   Abb. 17

Abb. 18

zuhalten: Der normale Fußabdruck gegen den Boden kann nicht mehr erfolgen (Abb. 17b).

Die Absatzhöhe ist gleichfalls von Bedeutung. Zu hohe Absätze lassen eine Bewegung des Fußes nicht mehr zu. Das Gehen wird zum Tippeln. Durch eine falsche Belastung der Beine kommt es zu einer Fehlstellung des Beckens und damit auch zu einer Fehlbelastung der Wirbelsäule. Rückenschmerzen sind die mögliche Folge. Hohe Absätze sollten daher nur kurzzeitig getragen werden (Abb. 18).

Schuhe müssen selbstverständlich genügend breit und Strümpfe elastisch genug sein, um den Zehen einen guten Bewegungsspielraum einzuräumen. Eine fehlende Bewegungsmöglichkeit für die Zehen verhindert eine zufriedenstellende Fußbewegung.

Auch andere *Kleidung* kann in gleicher Weise unzweckmäßig sein. Zu enge Hosen oder zu enge Röcke schränken die Hüftgelenks-

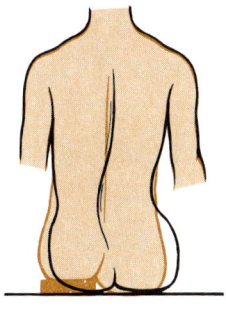

Abb. 19a

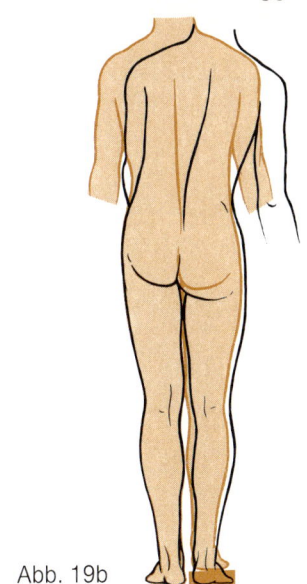

Abb. 19b

bewegung stark ein und stören dadurch den richtigen Bewegungsablauf, so z. B. beim Gehen, aber auch beim Sitzen.

Wir müssen darauf achten, eine einseitige *Körperhaltung* zu vermeiden, und versuchen, die Stellung unseres Körpers oft zu verändern. Ein Wechsel der Arbeitshaltung vom Sitzen zum Stehen, unterbrochen durch Gehen, ist ratsam. Die Haltungsänderung führt zu einem wechselnden Muskeleinsatz, ermüdete Muskeln werden entlastet und können dadurch wieder neu aktiviert werden. Diese einfachen Forderungen lassen sich sicherlich an den meisten Arbeitsplätzen verwirklichen.

Fehlstellungen der Wirbelsäule, welche im Sitzen oder Stehen durch Höhenunterschiede einzelner Körperteile verursacht werden, so durch Beinverkürzungen, sollten durch ein einseitiges Sitzkissen oder durch eine Schuherhöhung ausgeglichen werden (Abb. 19).

Sitzen sollten wir nach Möglichkeit gerade und auf einem normal hohen Stuhl. Die Füße müssen feste Bodenberührung haben, die Kniegelenke im rechten Winkel gebeugt und das Becken in Mittelstellung sein, dadurch kann die Wirbelsäule leichter ausbalanciert werden. Tiefe und weiche Sitzmöbel sind zu meiden.

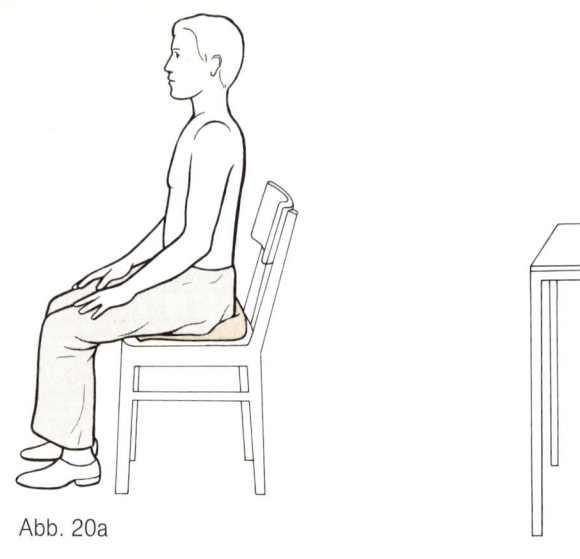

Abb. 20a

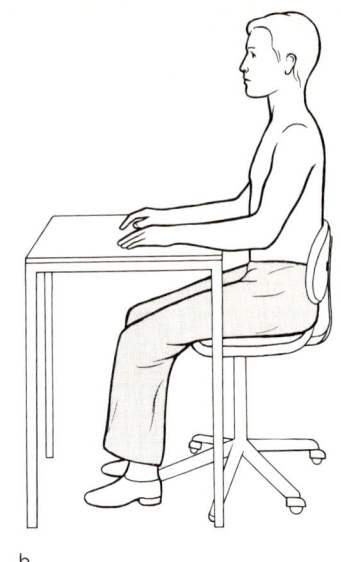

b

Ein keilförmiges Sitzkissen ist empfehlenswert. Das Anlehnen des Steißbeins an den erhöhten Keil gibt dem Becken die richtige Stellung (Abb. 20 a).

Nehmen wir an unserem Arbeitsplatz, so z. B. am Schreibtisch, eine längerdauernde ruhige Sitzhaltung ein, so muß der Rücken im Bereich der Lendenwirbelsäule und am Kreuzbein so unterstützt sein, daß das Becken in der richtigen Stellung gehalten wird. Die Sitzhöhe muß auf den Körper eingestellt werden, die Sitzfläche darf nicht zu tief sein, die Oberschenkel müssen noch bequem aufliegen und etwas waagerecht verlaufen. Auch die Höhe der Arbeitstische muß dazu passen und bei entspannt hängenden Schultern das Niveau der Ellenbogen haben (Abb. 20 b).

Es ist wichtig, daß an allen Arbeitsplätzen, die eine sitzende Tätigkeit erforderlich machen, oft gebrauchte Gegenstände in gut erreichbarer Höhe sind. Diese Forderung gilt sowohl für die Augen als auch für die Arme. Dadurch wird eine Überbelastung der Halswirbelsäule vermieden.

Damit die Wirbelsäule bei bestimmten Arbeiten im Sitzen nicht seitlich ausweichen muß (Abb. 21a), empfiehlt sich ein Drehhok-

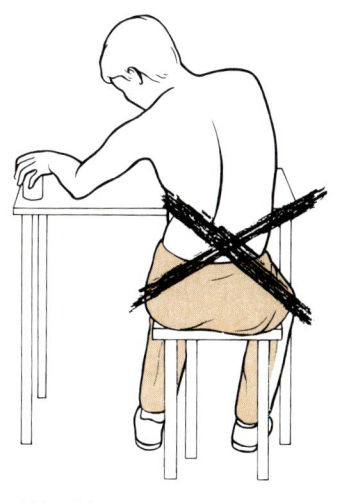
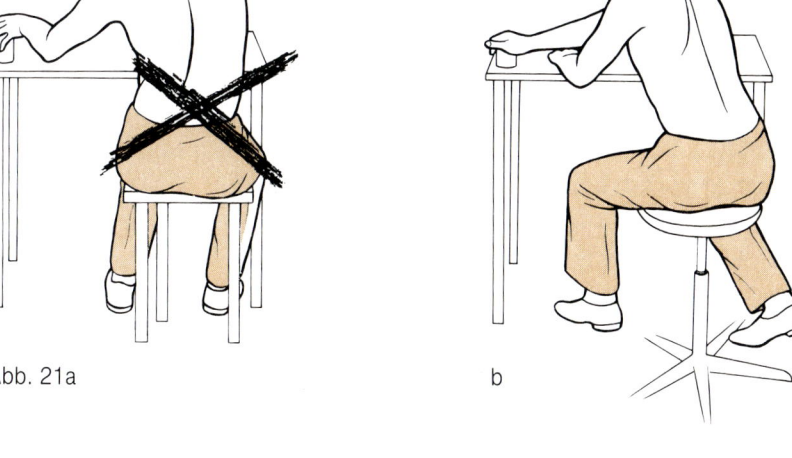

Abb. 21a   b

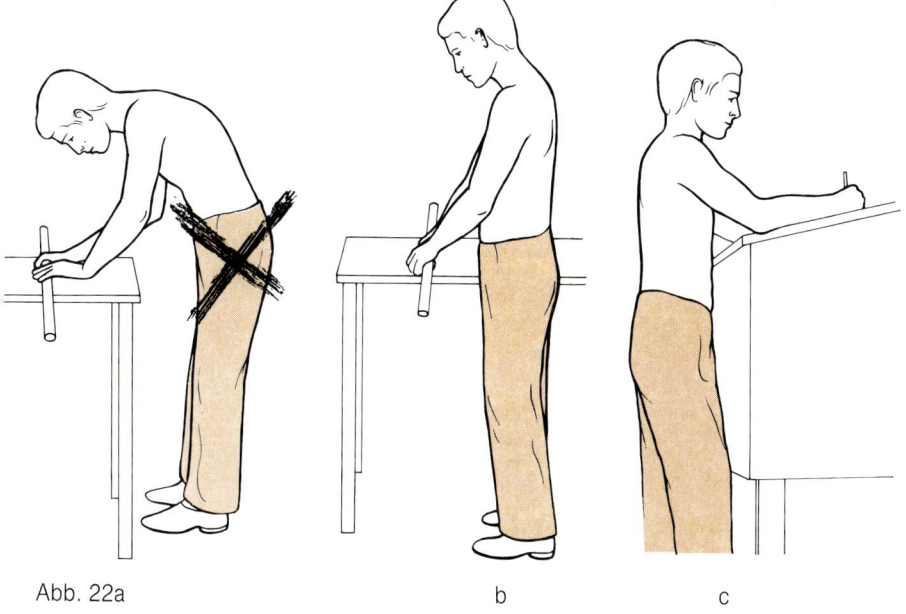

Abb. 22a   b   c

ker. Über den Druck der Füße drehen wir den Hocker und den ganzen Körper in die gewünschte Richtung, und die Wirbelsäule kann gerade bleiben (Abb. 21 b).

Werden wir veranlaßt, im *Stehen* zu arbeiten, so darf die Höhe der Arbeitsplätze nicht zu einer unphysiologischen Körperhaltung führen (Abb. 22 a). Die Unterstützungsfläche muß groß sein und der Arbeitstisch die richtige Höhe haben (Abb. 22 b). Das Stehpult ist geeignet, als Ausgleich bei einem Wechsel zwischen sitzender und stehender Tätigkeit zu dienen (Abb. 22 c).

Stehende Arbeiten an einem zu niedrigen Arbeitstisch führen oft zu Drehbeugebewegungen der Wirbelsäule und damit zu Verspannungen der Muskulatur, wodurch Schmerzen ausgelöst werden (Abb. 23 a). Bei richtiger Arbeitstischhöhe sollten wir möglichst oft Schrittstellungen einnehmen, um die Arbeitsbewegung über eine Gewichtsverlagerung von einem Bein auf das andere zu erreichen (Abb. 23 b). Der häufige Wechsel zwischen Sitzen und Stehen wird durch einen sogenannten „Steh-auf-Hocker" begünstigt. Sein Fuß ist mit Sand gefüllt, der Schwerpunkt des Hockers wird dadurch verlagert, und er kann bei jeder Bewegung ein Stück mitgehen, er

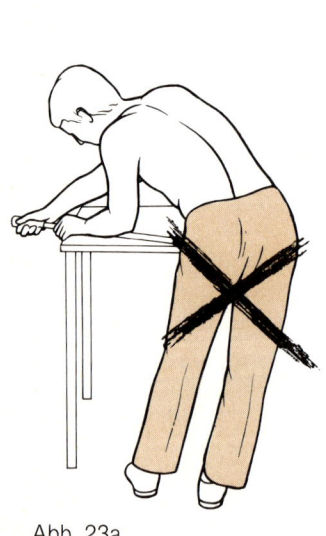

Abb. 23a

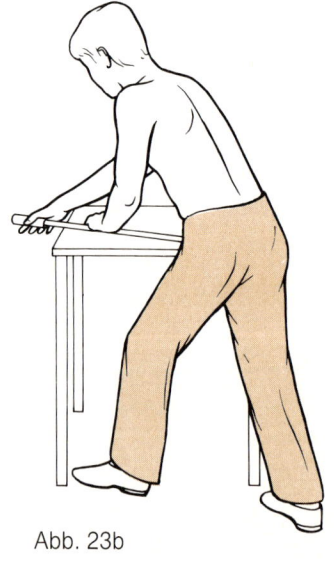

Abb. 23b

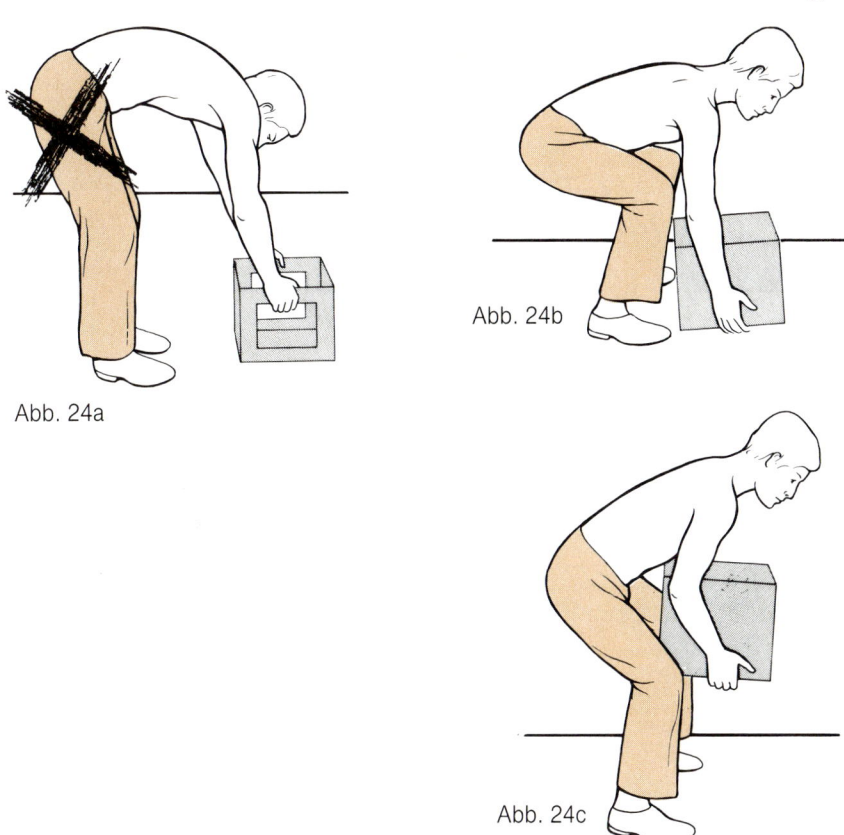

Abb. 24a

Abb. 24b

Abb. 24c

fällt nicht um. Somit wird ein größerer Bewegungsspielraum für die sitzende Tätigkeit erreicht.

Beim *Heben* von Lasten ist zu beachten, daß das Gewicht der Last auf ein erträgliches Maß reduziert wird. Entweder verteilen wir die Last auf mehrere Arbeitsgänge, oder andere Personen beteiligen sich, die Last zu heben. Es ist falsch, eine Last aus gebeugter Wirbelsäulenstellung mit gestreckten Beinen zu heben (Abb. 24a). Richtig ist es, die Unterstützungsfläche des Körpers möglichst nahe zur Last zu bringen, die Knie- und Hüftgelenke zu beugen, den Rücken lang zu machen (Abb. 24b) und die Last so nahe wie möglich zum Körpermittelpunkt hin anzuheben (Abb. 24c). Wir müssen aber immer beachten: erst heben – dann drehen! Im anderen Falle kann eine

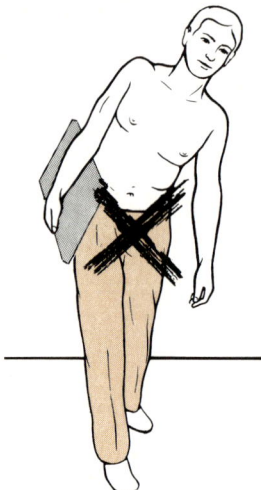

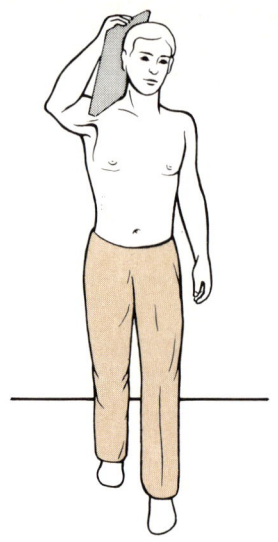

Abb. 25a   b

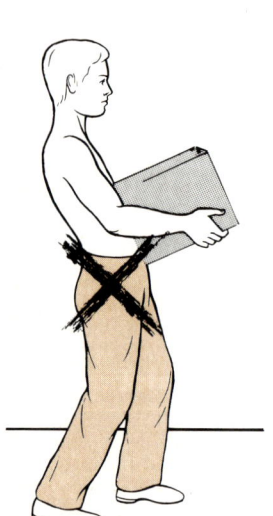

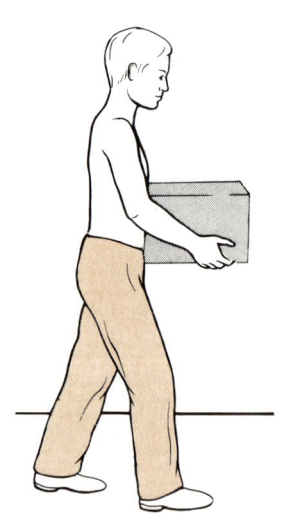

Abb. 26a   b

Drehbeugebewegung bei unphysiologischer Wirbelsäulenbelastung zu erheblichen Beschwerden führen. In gleicher Weise und nach den selben Regeln ist beim Absetzen von Lasten zu verfahren, selbstverständlich in umgekehrter Reihenfolge.

Beim *Tragen von Lasten* ist zu berücksichtigen, daß die Wirbelsäule und damit der Körper nicht zur Gegenseite abgewinkelt wird (Abb. 25a). Schwere Gegenstände sind abwechselnd mal auf der einen, mal auf der anderen Schulter zu tragen (Abb. 25b). Auch an die Möglichkeit einer Gewichtsverteilung auf beide Arme, so z. B. an das Tragen zweier kleiner Eimer anstelle eines großen, ist zu denken. Haben wir eine Last mit beiden Armen zu transportieren, so muß diese dicht am Körper gehalten werden, wobei es wichtig ist, daß wir nicht durch Rückverlagerung des Körpers ins Hohlkreuz ausweichen (Abb. 26a), sondern wir sollen uns nach vorn gegen die Last lehnen (Abb. 26b).

Hausfrauen

Hausfrauen gehören zu der Berufsgruppe mit der längsten Arbeitszeit. Dadurch ist die körperliche und seelische Belastung sehr hoch. Um so entscheidender ist es, darauf zu achten, daß die Arbeitsbedingungen gut sind und die Hausfrauen schonend für ihren Rücken und für ihre Füße arbeiten können.

Wichtig ist die richtig gewählte Höhe des Arbeitsplatzes in der Küche (Abb. 27b). Aber selbst wenn die Höhe der Arbeitsplatte stimmt, sind sehr oft die Spülbecken zu niedrig, weil ihr oberer Rand mit den anderen Arbeitsflächen in einer Ebene liegt (Abb. 27a). Eine Schürze, welche naß werden darf, kann es ermöglichen, daß wir uns bei Spülarbeiten vorn an das Becken anlehnen, um eine entlastende Körperhaltung zu erreichen (Abb. 27d). In unseren Wohnungen haben auch Waschbecken selten die richtige Höhe. Sie sind der Grund dafür, daß wir uns in Bückstellung waschen müssen, wobei es zu Verkrampfungen und zu Schmerzen kommen kann. Gerade für ältere Menschen wird diese unphysiologische Körperhaltung zur Plage (Abb. 27c).

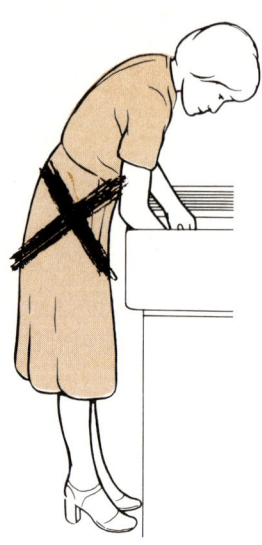

Abb. 27a

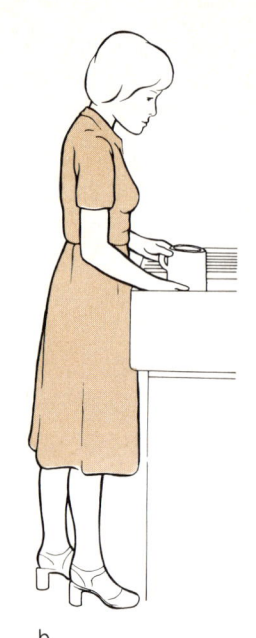

b

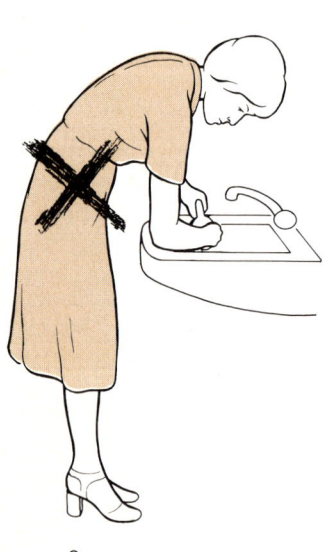

c

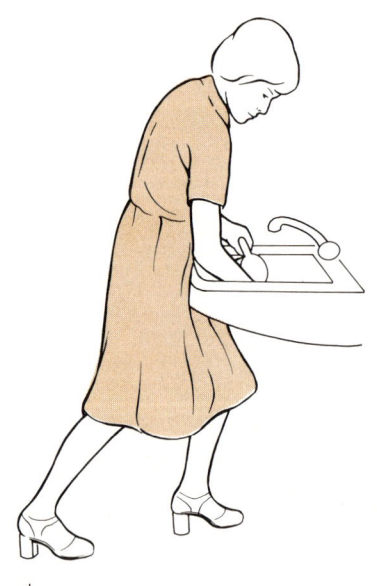

d

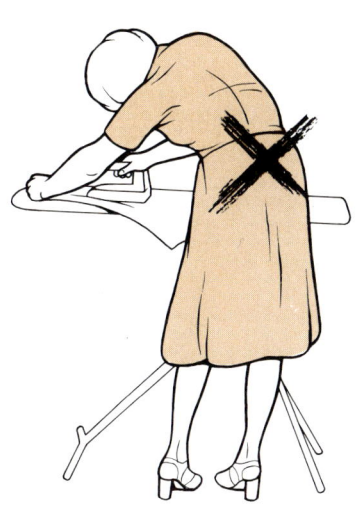

Abb. 28a

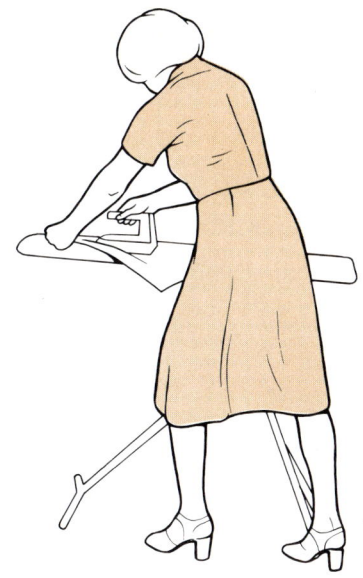

b

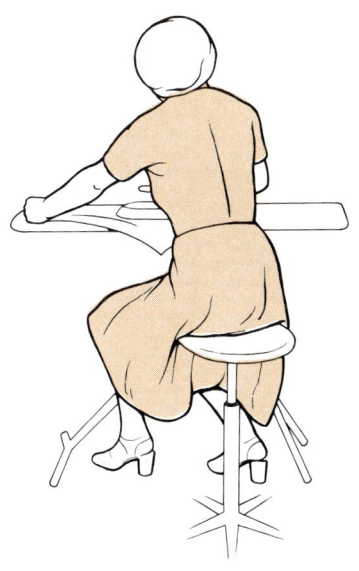

c

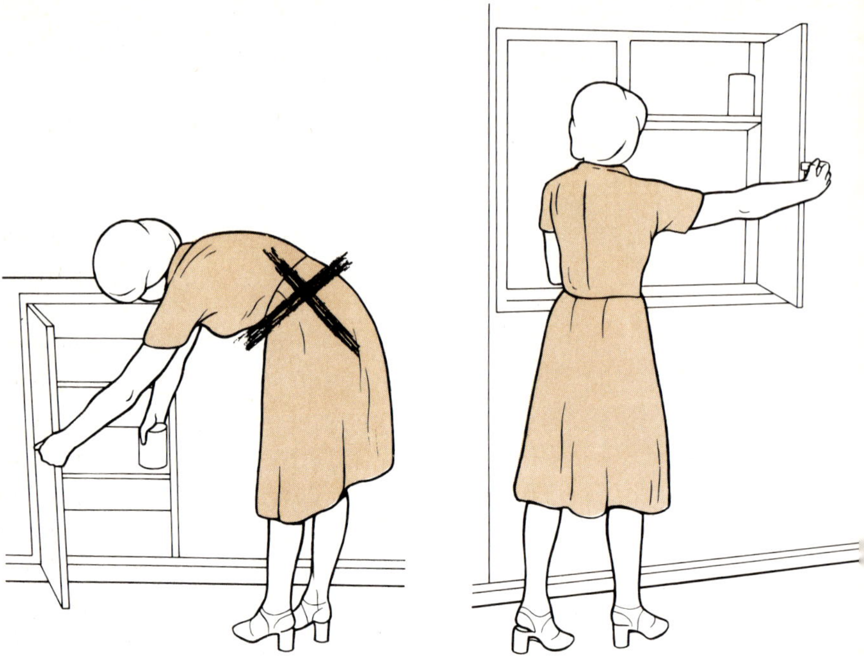

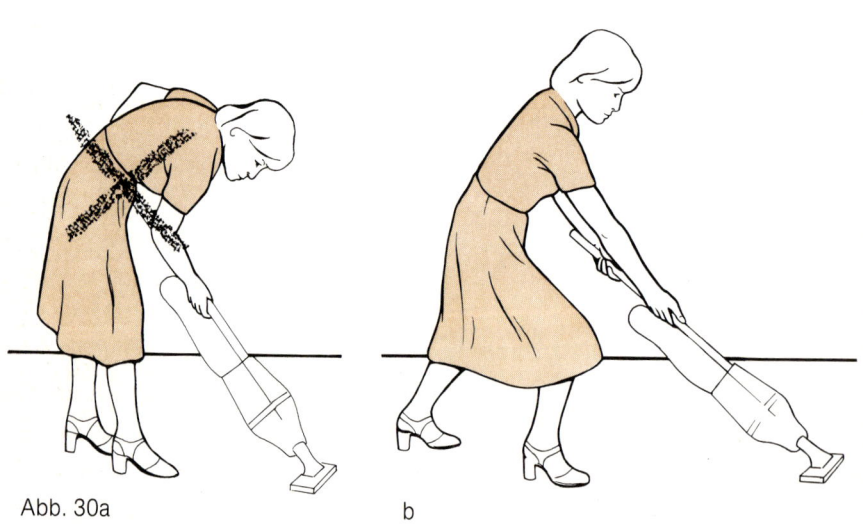

Abb. 29a   b

Abb. 30a   b

Ist es uns auch selten möglich, die Höhe unserer Arbeitsplätze im Haushalt auf die gebotenen Erfordernisse für eine physiologische Arbeitshaltung einzustellen, so lassen sich die gegebenen Hinweise sicherlich bei Neubauten berücksichtigen.

Auch im Haushalt ist der Wechsel zwischen Sitzen und Stehen während der Arbeit notwendig. Ein Arbeitstisch, an dem auch im Sitzen gearbeitet werden kann, sollte vorhanden sein. Bei stehender Tätigkeit, so z. B. beim Bügeln, entstehen oft falsche Körperdrehungen (Abb. 28a). Diese lassen sich durch eine Schrittstellung in die Richtung, in welche gearbeitet wird, vermeiden (Abb. 28b). Bügeln wir im Sitzen, empfiehlt sich ebenfalls ein Drehhocker, der über den Druck der Füße gesteuert wird und dadurch den Bewegungsspielraum vergrößert (Abb. 28c).

Gegenstände, die oft gebraucht werden, müssen in günstig erreichbarer Höhe untergebracht sein. So sollte ein Kühlschrank nicht auf der Erde stehen (Abb. 29a), sondern sich in Sichthöhe der Hausfrau befinden (Abb. 29b).

Geräte zum Saubermachen dürfen entsprechend der Körpergröße der Hausfrau keinen zu kurzen Stiel haben (Abb. 30a). Zusätzlich bietet auch hier die richtige Schrittstellung eine geeignete Möglichkeit, den Rücken zu entlasten (Abb. 30b). Ein Staubsauger, welcher wie ein Schlitten über den Boden gezogen wird, ist leichter und für den Rücken nicht so belastet wie ein Handstaubsauger.

Zu Putzarbeiten am Boden sollte sich die Hausfrau hinknien, abwechselnd je auf ein Knie. Ein Polster unter die Knie ist dabei wünschenswert. Auch beim Bettenmachen sollte man wiederum aus der Schrittstellung heraus arbeiten und die Knie und Hüften weit genug beugen. Matratzen dürfen nicht zu schwer sein, damit sie leichter gedreht werden können.

Ein besonderes Problem für die Hausfrau ist der Einkauf, vor allem dann, wenn sie eine größere Familie zu versorgen hat. Schwere Lasten zu tragen, führt auch hier wiederum zu einer einseitigen und falschen Beanspruchung der Wirbelsäule und der Muskulatur (Abb. 31a). Es ist richtig, die Lasten auf beide Arme zu verteilen (Abb. 31b). Ein Einkaufswagen zum Ziehen oder Schieben ist empfehlenswert.

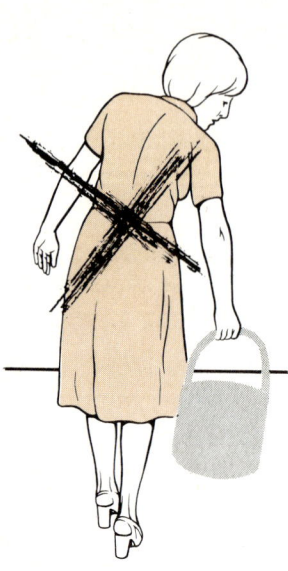
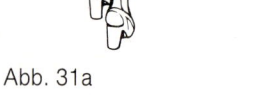
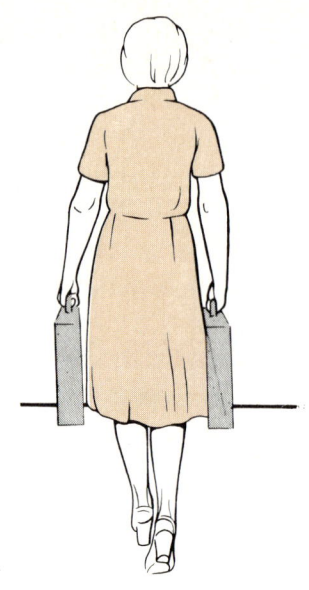

Abb. 31a   b

Nasse Wäschestücke sollten nicht in zu großen Mengen in nur einem Behälter befördert werden, da sie gewöhnlich sehr schwer sind. Wird gewaschene Wäsche aus der Waschmaschine herausgeholt, so sollte der Korb, der sie aufnimmt, schon auf einem Stuhl stehen. Einmal mit nasser Wäsche gefüllt, läßt er sich aus dieser Höhe wesentlich leichter hochheben und tragen, als das vom Boden aus der Fall ist. Auch hier ist zu beachten, daß die Last der nassen Wäsche besser auf mehrere Körbe verteilt oder der vorhandene Korb mehrmals gefüllt wird. Auch auf dem Wäscheplatz sollte ein Stuhl bereitstehen, auf dem der Korb abgestellt werden kann. Die Hausfrau ist so nicht genötigt, sich für jedes Wäschestück bis zum Boden zu bücken. Es ist darauf zu achten, daß beim Aufhängen der Wäsche nicht aus dem Hohlkreuz heraus gearbeitet wird, es empfiehlt sich, sich etwas vorzulehnen, zur Wäscheleine hin.

Hausfrauen mit kleinen Kindern sind besonders stark belastet. Die Schwangerschaft mit Überdehnung der Bauchmuskeln liegt noch nicht lange hinter ihnen, dennoch müssen sie ihre Säuglinge und Kleinkinder ständig heben und tragen.

Der Wickeltisch für Säuglinge muß gleichfalls eine günstige Höhe haben, damit die Mutter gut an ihm arbeiten kann. Sehr häufig finden wir als Notlösung Auflagen über der Badewanne, die als Wickeltisch dienen. Dabei wird der Rücken der Mutter übermäßig stark beansprucht, Verspannungsschmerzen sind die Folgen. Größere Kinder können zum Anziehen auf einen Stuhl klettern, die Mutter braucht sich dann nicht so tief zu bücken.

Rechtzeitiges *Ausruhen* in günstiger Stellung, kurzes Hinlegen oder Sitzen in halbliegender Stellung mit Abpolsterung der Wirbelsäule bei hochgelegten Beinen vermeidet eine zu große Ermüdung und hilft, das Tagespensum zu bewältigen (Abb. 32). Da unsere Wirbelsäule und in besonderem Maße die der Hausfrau über den ganzen Tag belastet ist, wird es auch bei guter Arbeitshaltung erforderlich sein, durch Hinlegen ausreichende Erholungszeiten für die Wirbel-

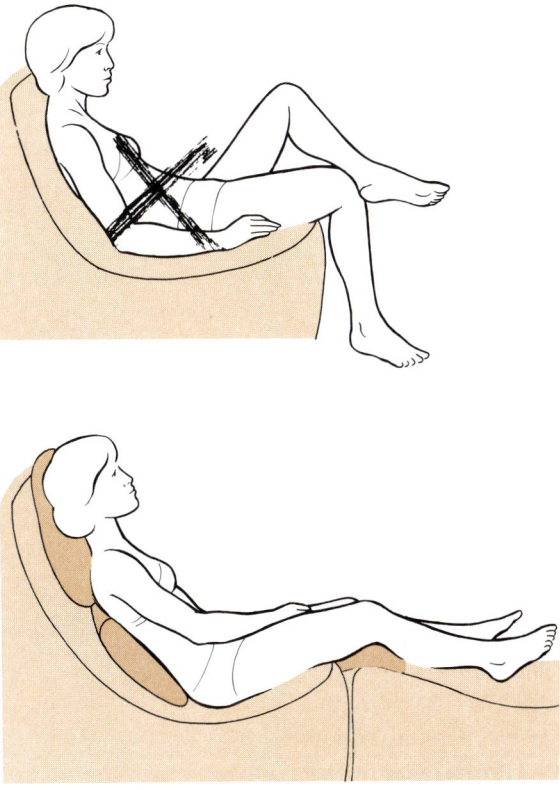

Abb. 32

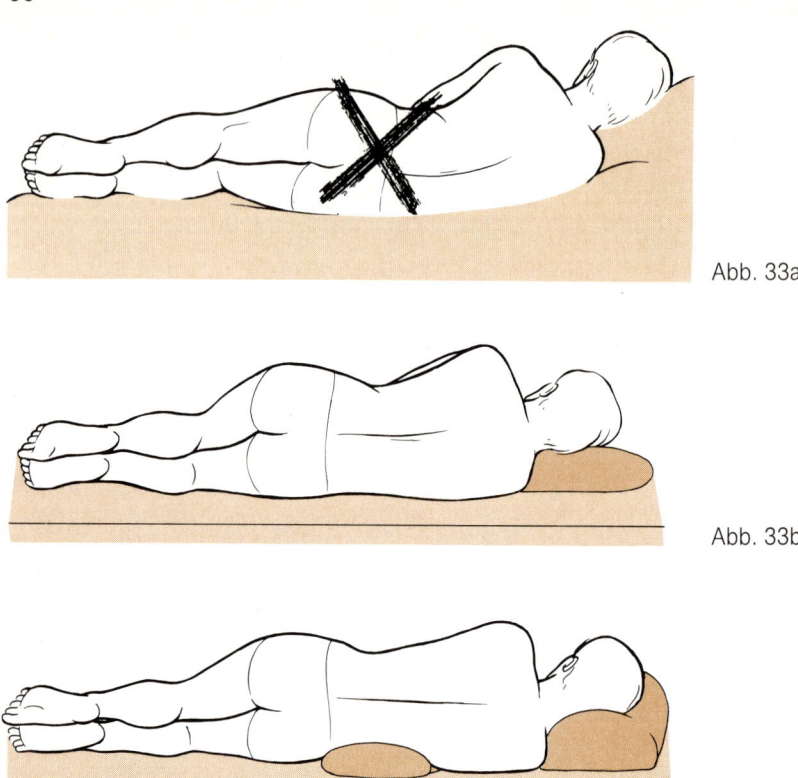

Abb. 33a

Abb. 33b

Abb. 33c

säule zu haben. Es ist darauf zu achten, daß durch eine geeignete Körperlage eine günstige Belastung der einzelnen Wirbelsäulenabschnitte erreicht wird. Matratzen und Matratzenrost dürfen nicht zu weich sein, sonst hängt der Körper durch (Abb. 33a). Ein Lattenrost, aber auch ein Brett oder eine festere Matratze schaffen meist zufriedenstellende Abhilfe (Abb. 33b). Insbesondere bei Frauen findet sich sehr oft ein ungünstiges Verhältnis zwischen zierlicher Taille und relativ breitem Becken. Dadurch kommt es im Liegen zu einem Abknicken der Lendenwirbelsäule, dieses wiederum führt zu einer Fehlbelastung. Ein Teil der morgendlichen Wirbelsäulenschmerzen kann hier eine Erklärung finden. Eine weiche Rolle oder ein schmales Kissen, dem besonderen Körperbau angepaßt, sind einfache, aber wirkungsvolle Mittel, um eine gute Lagerung zu erhalten (Abb. 33c).

Freizeit und Sport

Die Freizeit muß einen Ausgleich unserer überwiegend einseitigen Lebensweise herbeiführen. Diejenigen von uns, welche an ihrem Arbeitsplatz keine oder nur eine sehr geringgradige körperliche Betätigung haben, müssen versuchen, durch körperliche Aktivität ihre Muskeln funktionstüchtig zu machen und zu erhalten. Die anderen, die nur einseitig körperlich arbeiten, müssen veranlaßt werden, ihr überwiegend gestörtes Muskelgleichgewicht wiederherzustellen. Dazu ist es wichtig, daß wir unseren ganzen Körper trainieren.

Die einfachen Mittel sind oft die besten. Schon Spaziergänge garantieren ein Training unseres gesamten Körpers, dazu werden Atmung und Kreislauf angeregt. Durch Aktivierung der Muskeln wird die Haltung verbessert. Zu langsames Schlendern bewirkt das Gegenteil, die Haltung wird schlecht, vorzeitige Ermüdung ist die Folge. Durch Training lassen sich die Anforderungen sehr bald höher stellen. Gehen auf unebenem Boden, auch leichtere Hänge herauf und herunter sowie Waldspaziergänge vermehren die Muskelarbeit und fördern das Zusammenwirken der einzelnen Muskelgruppen.

Gut abgestuftes Lauftraining in den Morgen-, besser noch in den Abendstunden, führt gleichfalls zu vermehrtem Muskeleinsatz, die Reaktionsbereitschaft und das Muskelzusammenspiel werden gesteigert.

Freude an Leibesübungen erlernen wir wieder durch spielerisch ausgeführte Bewegungen, wie sie uns Kinder vorführen. Dazu gehören Fang- und Ballspiele in Gruppen, sportliche Betätigung jeder Art, die Spaß macht und die wir nicht von vornherein bis zu einer Höchstleistung steigern wollen.

Unser Körper reagiert auf Überforderung mit Schmerzen, diese wiederum weisen uns auf unsere persönliche Leistungsgrenze hin. Darauf muß unser Übungsprogramm abgestellt sein. Treten bei einer bestimmten Sportart wiederholt Schmerzen auf, kann das bedeuten, daß diese für uns ungeeignet ist. Es wurde darauf hinge-wiesen, daß auch nach einer Bandscheibenoperation sportliche Be-tätigung möglich und notwendig ist (Leichtathletik, Fußball, Reiten, Skilanglauf und anderes mehr). *Die vernunftgemäße Selbsteinschät-zung des eigenen köperlichen Leistungsvermögens ist* aber bei alle-dem *unabdingbare Voraussetzung.*

Eine sehr empfehlenswerte Sportart ist das individuell bemessene Schwimmen. Es ist darauf zu achten, daß das Wasser angenehm warm ist, um die nötige körperliche Entspannung zu erreichen. Das Baden in kühlerem Wasser kann unangenehme Muskelverspannun-gen nach sich ziehen.

Motorisierung

Die zunehmende Motorisierung hat sicherlich einen ungünstigen oder gar schädigenden Einfluß auf die Wirbelsäule. Unsere Sitzhal-tung im Auto ist überwiegend schlaff, die Muskulatur entspannt; die Wirbelsäule erhält dabei Stöße, welche weder durch die Muskulatur noch durch die Gelenke aufgefangen werden können. Nach länge-ren Autofahrten tritt gewöhnlich ein Steifigkeitsgefühl auf, und Nacken-Rücken-Beschwerden sind die Folge.

Ein gut gefedertes Auto, welches verhindert, daß Stöße direkt auf unseren Rumpf treffen, kann Abhilfe schaffen. Der Autositz selbst darf nicht zu weich sein, eine härtere Sitzfläche führt zu einer besse-ren Stellung der Wirbelsäule. Die Rückenlehne sollte sich den nor-malen Krümmungen unserer Wirbelsäule anpassen, Unter Umstän-den kann dies auch durch Unterlegen eines Kissens erreicht werden. Die Neigung der Rückenlehne muß so eingestellt sein, daß wir uns entspannt zurücklehnen und dennoch verkehrsgerecht reagieren können. Gute Sicht und genügende Bewegungsfreiheit, um mit den Armen lenken zu können, sind selbstverständliche Voraussetzun-gen. Die Oberschenkel müssen auf der Sitzunterlage fast ganz auflie-gen, die Kniegelenke in einem Winkel stehen, der eine gute und sichere Bedienung der Pedale erlaubt (Abb. 34). Bei guter Sitzstel-

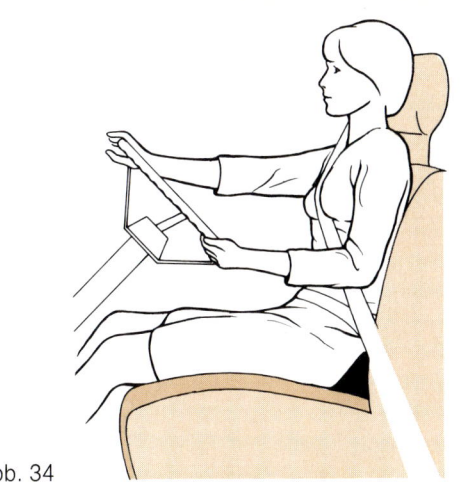

Abb. 34

lung besteht die Möglichkeit, daß wir uns während der Fahrt, auf freier Strecke oder beim Halten vor der Ampel über den Druck des linken Fußes vom Fußboden nach oben herausstemmen. Unsere Rumpfmuskulatur wird dadurch wieder kurzfristig aktiviert und eine vorzeitige Ermüdung verhindert. Unterstützend können wir die Arme gegen das Lenkrad stemmen oder gegen das Autodach, so daß auch unser Schultergürtel durch kurzzeitiges Üben vor einer übermäßigen Ermüdung bewahrt wird (Übungen 22–26, S. 101 u. 103). Eine Pause ist in jedem Fall die beste Lösung, vor allem bei längeren Autofahrten. Leichte Bewegungsübungen und ein kurzer Gang führen durch Sauerstoffaufnahme zu körperlicher Erfrischung und durch Aktivierung der Muskulatur wie auch der Wirbelsäule zu ausgeglichener Haltung.

Mit dieser Verhaltensweise beugen wir nicht nur einer vorzeitigen geistigen und körperlichen Ermüdung vor, sondern wir erhöhen unsere Reaktionsbereitschaft im Verkehr und damit unsere Sicherheit.

Leit- und Merksätze

zu den Auswirkungen des täglichen Lebens auf die Wirbelsäule und zu den Belastungen der Wirbelsäule im Sport, beim Turnen, in der Freizeit (übernommen von H. JUNGHANNS):

- Langes Sitzen ist schädlich, schlechtes Sitzen ist es noch mehr.
- Das Motorrad übt einen immerwährenden Terror gegen die Gesundheit des jugendlichen Rückgrates aus.
- Die Wirbelsäule des Erwachsenen wird von den Versäumnissen der Jugendzeit geprägt.
- Die größte Gefahr für die Wirbelsäule des Erwachsenen sind die Sitzmöbel.
- Sitzen ist und bleibt die schlechteste Haltung für den menschlichen Körper: „Wir sitzen uns krank – lebenslang."
- Es ginge uns besser, wenn wir mehr gingen – Gehen erzielt die beste koordinierte Tätigkeit der Rumpfmuskulatur.
- Das oberste Gebot der Vorsorge für das Gesunderhalten der Wirbelsäule heißt „Bewegen" – Fort vom Auto – Hin zum Bewegen in der Natur.
- Körperliche Arbeit ist durchaus nicht immer körperfeindlich oder inhuman.
- Rehabilitation geht vor Rente: *Die beste Hilfe zur Rehabilitation ist die Selbsthilfe.*
- Üben stärkt, Nichtüben schwächt, Übertraining schadet, dosiertes Üben (ärztlich begleitet) heilt.
- Leistungssport hat mit Gesundheit nichts zu tun.
- Im Leistungsturnen liegt eine schädigende Tendenz.
- Vorgeschädigte Wirbelsäulen sind eine Indikation zum Verbot jeglichen Leistungssportes.
- Die Sportschäden sind im Zentralorgan des Stütz- und Bewegungssystems häufiger als die Sportverletzungen.
- Bewegungsmangel und Vibrationen werden mit Recht als „Killer" der Wirbelsäule bezeichnet.
- Vor der Arbeit steht der Freizeitwahn.

- Das Gebot für das Verhalten in der Freizeit heißt in erster Linie „Bewegen".
- Der Mensch ist körperlich so leistungsfähig jung wie seine Wirbelsäule.
- Sitz-Freizeit = falsche Freizeit.

Übungsteil

Vorbemerkungen zum Übungsteil

Das Hauptanliegen des Ratgebers ist, bei dem Leser die Bereitschaft zur Eigeninitiative zu wecken und zu fördern. Durch „Wissen und Handeln" kann man einem Bandscheibenleiden vorbeugend entgegenwirken oder wenn es aufgetreten ist, die Auswirkungen günstig beeinflussen. Dazu dient in besonderem Maße der Übungsteil, der auf den Erfahrungen beruht, die sowohl bei der konservativen Behandlung von wirbelsäulenbedingten Schmerzen als auch bei der postoperativen Weiterbehandlung nach Bandscheibenoperationen gewonnen wurden.

Die Übungen sind so ausgewählt und zusammengestellt, daß Sie zunächst mit einer großen Unterstützungsfläche aus einer erleichternden Ausgangsstellung heraus arbeiten. Die Unterstützungsfläche wird langsam verkleinert, so daß Sie zunehmend zur aufrechten Körperhaltung hingeführt werden.

Eine richtige Muskelarbeit ist nur bei funktionierendem Nervensystem möglich. Über die Nerven erhalten die Muskeln den Befehl, sich anzuspannen oder zu lösen. Hierfür haben wir in der Haut, in den Muskeln und in den Sehnen kleine Organe, die dem Gehirn melden, welche Muskelspannung benötigt wird, wie die Muskelspannung ist und in welcher Stellung die Gelenke stehen. Ohne daß dieser Funktionslauf in unser Bewußtsein dringt, erhalten die Muskeln daraufhin den Befehl, die erforderliche Spannung oder Entspannung vorzunehmen. Die Haut und die Muskeln unserer Hände und Füße sind mit diesen kleinen Organen gut ausgestattet, da der Körper auf deren Reaktionsbereitschaft den ganzen Tag angewiesen ist und entsprechend funktionsgerecht antworten muß. Aus diesem Grunde ist es auch für unsere Übungen günstig, wenn die Rumpfmuskulatur über den Einsatz von Händen und Füßen gekräftigt wird. Das gute Zusammenspiel zwischen den einzelnen Muskeln und Muskelgruppen und ihre Ansprechbarkeit auf Funktionsreize werden dadurch gefördert und geübt.

Das nachfolgende Programm soll *nicht* dazu verleiten, täglich alle Übungen auszuführen. Eine Auswahl, je nach Ihrer Belastungsfähigkeit und der Ihnen zur Verfügung stehenden Zeit, wird helfen,

Ihr Ziel zu erreichen: mit eigener Kraft zu versuchen, bandscheiben-bedingte Schmerzen zu bessern. Das sollte Ihr Beitrag zur eigenen Gesundheit sein.

Treten während oder nach Übungen Schmerzen auf, sollten Sie das Übungsprogramm unterbrechen. Ärztliche Beratung und kranken-gymnastische Übungsanleitung werden notwendig.

Schon während der postoperativen Nachsorgezeit wird die kranken-gymnastische Behandlung so aufgebaut, daß der Patient zur aktiven Mitarbeit veranlaßt wird. Der Kranke bekommt bestimmte Aufga-ben, die er selbst durchführen kann. Im Laufe einer Behandlungs-serie lernt er, sich so zu verhalten und zu bewegen, daß erneute Fehlstellungen und Schmerzen vermieden werden. Der Patient lernt, mit sich umzugehen. Er weiß, was er üben kann, um seine Muskeln zu kräftigen und in diesem Funktionszustand zu halten, so daß diese die Wirbelsäule stabilisieren und in guter Stellung aus-balancieren.

Alle *Übungen* sollten nicht übertrieben (forciert), sondern *langsam* ausgeführt werden. Schwung- und ruckhafte Bewegungen sowie Drehbewegungen sind für die Wirbelsäule schädlich und vor allem nach Bandscheibenoperationen zu vermeiden. Wichtig ist die richti-ge Atemtechnik während der Übungen. Um frei atmen zu können, brauchen wir nachgiebige Bauchmuskeln. Deshalb dürfen wir beim Üben nie bewußt den Bauch einziehen.

Jeder Übungsgruppe vorangestellt ist das *Ziel* der Übungen. Danach wird der Ablauf der Übungen beschrieben und die selbsttätige Durchführung durch Übungsabbildungen erleichtert.

Der *Beginn* der selbsttätig vorzunehmenden Übungen nach einer Bandscheibenoperation wird vom Arzt in Absprache mit der behan-delnden Krankengymnastin oder dem Krankengymnasten festge-legt. Diese müssen bemüht sein, das Übungsprogramm dem Lei-stungsvermögen des Patienten anzupassen. Das trifft insbesondere wieder nach Bandscheibenoperationen zu.

Die angebotenen nachfolgenden *Übungen* sollten immer erst *nach* erfolgter *Anleitung* durch geschultes Personal *selbsttätig* (alleine) geturnt werden.

Übungen in Rückenlage

Übungsziel: Kräftigung vor allem der schräg verlaufenden Bauchmuskeln bei möglichst stabil gehaltener Wirbelsäule.

Ausgangsstellung: Sie liegen entspannt auf dem Rücken. Der Kopf wird durch ein Kissen unterstützt. Die Handinnenflächen liegen auf der Unterlage.

Übung 1   Den Kopf anheben und mit der linken Hand die rechte Fußspitze fassen. Die Fußspitze kommt der Hand entgegen. Dasselbe mit der rechten Hand und dem linken Bein durchführen.

Die Übungen mehrfach wiederholen.

Nicht vergessen, normal weiterzuatmen.

Übung 2   (Vorübung zu Übung 4): Die Fußspitzen hochziehen, die Fersen bleiben liegen, die Kniegelenke beugen sich leicht, den Kopf anheben und die Füße ansehen. Dabei die Fersen mit leichtem Druck vom Körper weg in die Unterlage stemmen. Die Kniegelenke dürfen ihre leicht gebeugte Stellung nicht ändern.

Langsam zurücklegen.

Übung 3   (Vorübung zu Übung 4): Die Handrücken zum Unterarm hinziehen, die Finger dürfen sich leicht beugen, die Fingerspitzen zum Körper hindrehen und spreizen, die Ellenbogen zeigen nach außen und bleiben leicht gebeugt, den Kopf anheben, die Arme wenig anheben und die Handballen in die Richtung der Füße schieben. Die Schultern gehen dabei mit fußwärts, der Nacken wird lang.

Langsam in die Ausgangsstellung zurückkehren.

Übung 4   (diese Übung verbindet die Vorübungen 2 und 3): Die Fußspitzen hochziehen, die Fersen liegenlassen, die Kniegelenke beugen sich leicht. Fersen in die Unterlage stemmen. Die Handrücken zum Unterarm ziehen, die Finger spreizen, die Fingerspitzen zum Körper drehen, den Kopf anheben, die Handballen in Richtung der Füße schieben. Der Nacken wird lang, der Rücken bleibt auf der Unterlage liegen.

Kurze Zusammenfassung der Übung 4: Die Fersen gegen die Unterlage stemmen, die Hände zu den Füßen stemmen.

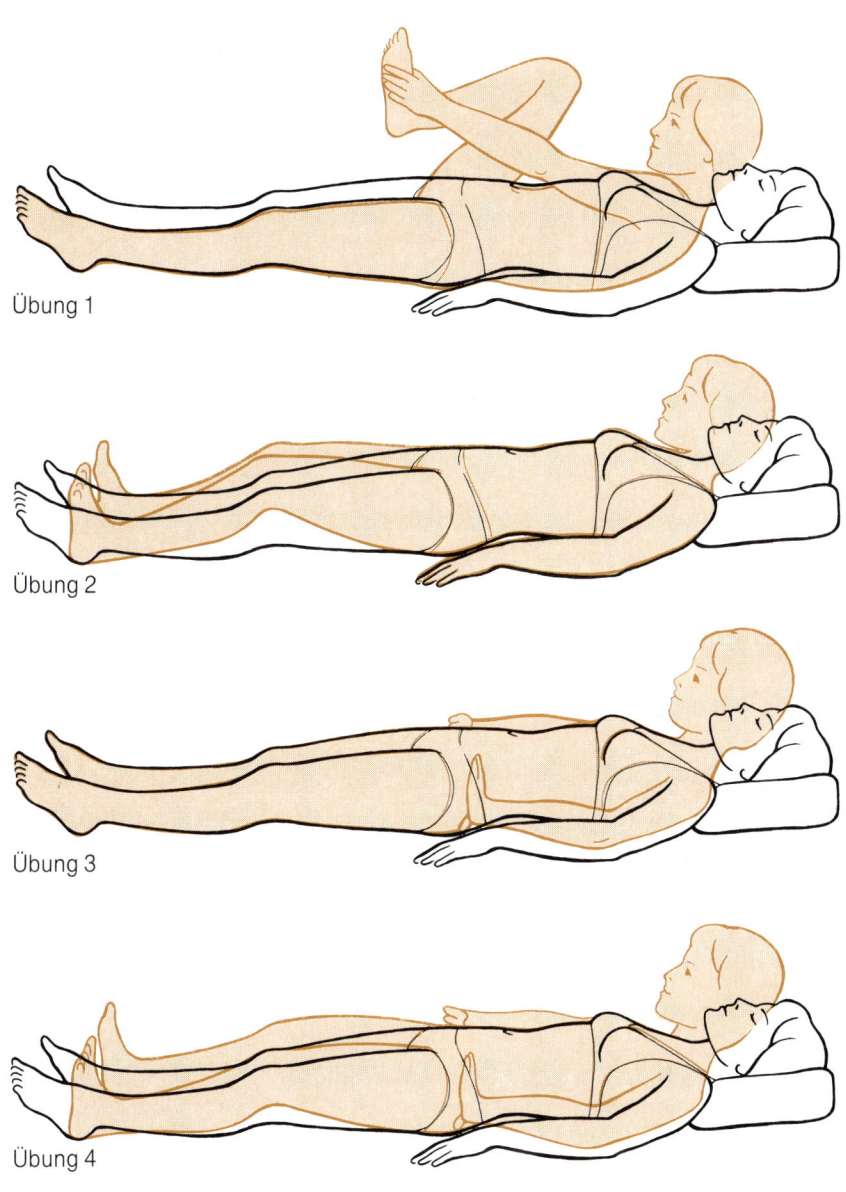

Übung 1

Übung 2

Übung 3

Übung 4

Änderung der Ausgangsstellung: Beide Beine anstellen, eins nach dem anderen.

Übung 5   Die Füße fest gegen die Unterlage schieben, so als ob Sie den Rumpf in Richtung des Kopfes wegschieben wollten. Den Kopf anheben, die Hände gegen die Füße stemmen. Der Rücken bleibt auf der Unterlage liegen.

Sie spüren, wie die Lendenwirbelsäule dabei gedehnt wird.

Langsam wieder zurücklegen und die Spannung lösen.

Dieselbe Übung ist mit hochgezogenen Fußspitzen möglich, dann stemmen die Fersen gegen die Unterlage.

Übung 6   Beide Beine sind angestellt. Die linke Hand und der rechte Fuß drücken gegen die Unterlage. Das linke Knie zum Bauch ziehen, die Fußspitze geht mit hoch, die rechte Hand mit dem Handballen gegen das linke Knie drücken, die Fingerspitzen zeigen nach innen. Den Kopf anheben und den linken Fuß ansehen.

Langsam die Spannung lösen und zurücklegen.

Auch mit der Gegenseite üben.

Ausgangsstellung: Die Beine liegen leicht gespreizt, die Arme liegen ebenfalls leicht gespreizt neben dem Kopf. Die Hände stehen auf den Daumen.

Übung 7   Den rechten Fuß und die linke Hand gegen die Unterlage drücken. Die rechte Hand zur Faust schließen, den rechten Ellenbogen beugen, das linke Knie beugen und zur Außenseite des rechten Ellenbogens ziehen, dabei die linke Kleinzehe anschauen, diese kommt dem Ellenbogen entgegen.

Die Spannung lösen und in die Ausgangsstellung zurückkehren.

Die Übung wiederholen Sie mit der Gegenseite.

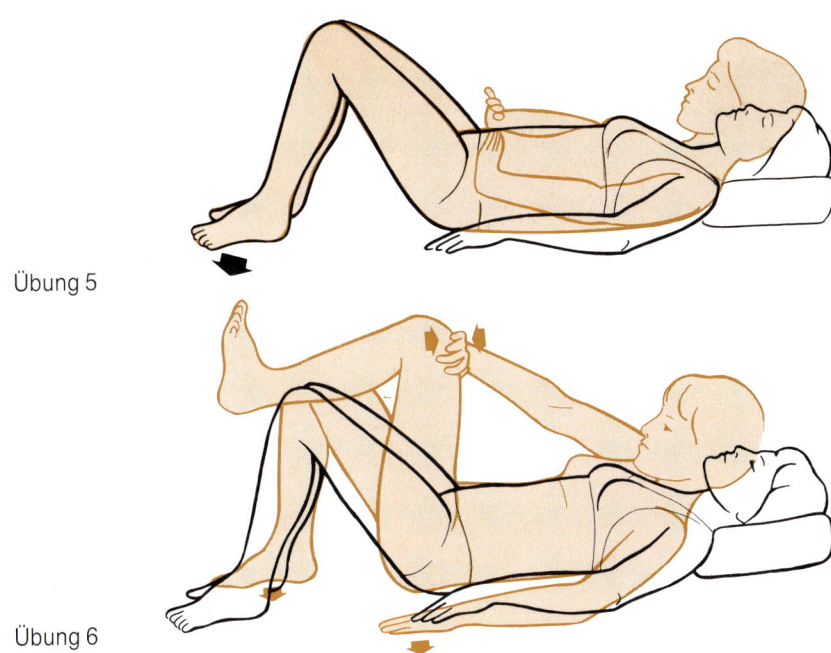

Übung 5

Übung 6

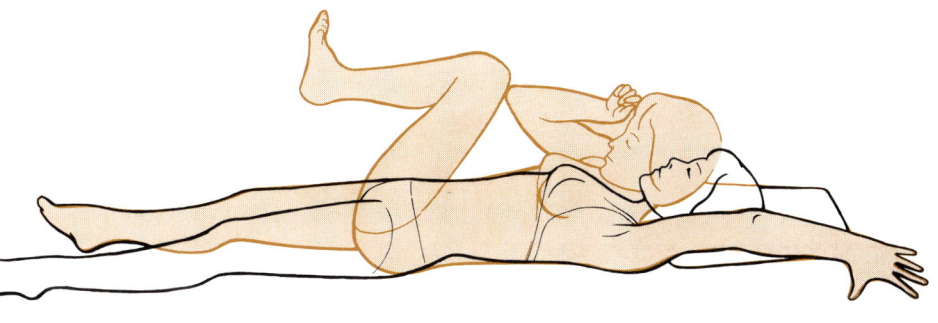

Übung 7

Drehübungen

Übungsziel: Förderung des Zusammenwirkens der einzelnen Rumpf-
muskelgruppen, Lösen der verspannten Wirbelsäulenhal-
tung.

Ausgangsstellung: Rückenlage. Die Arme liegen neben dem Kopf, die
Beine sind leicht gespreizt.

Übung 8 a   Das rechte Bein beugen, das rechte Knie und den rechten
Arm über den Rumpf zur linken Seite führen, Kopf und
Rumpf mitdrehen.

Aus der Seitenlage wieder weich zurückrollen in die Rückenlage, dabei das angebeugte Knie ansehen.

Führen Sie dieselbe Übung auch zur anderen Seite durch.

Übung 8 b   Aus der erreichten Seitenlage durch Kopfwärtsführen des
Armes und Strecken des Beines langsam in die Bauchlage
rollen.

Durch Anbeugen desselben Armes und Beines rollen Sie
wieder über die Seitenlage zurück auf den Rücken.

Die Übung wird zur anderen Seite wiederholt.

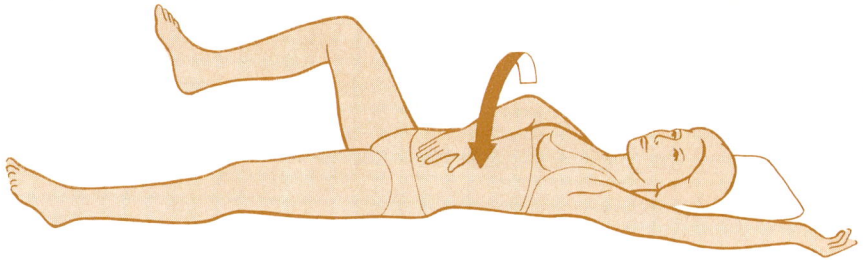

Übung 8 a

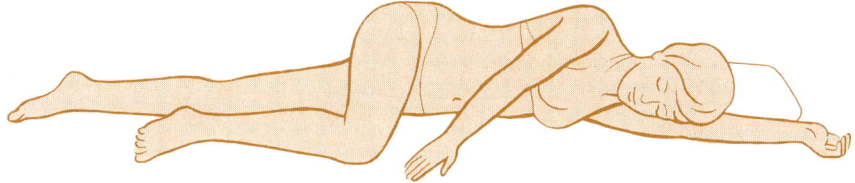

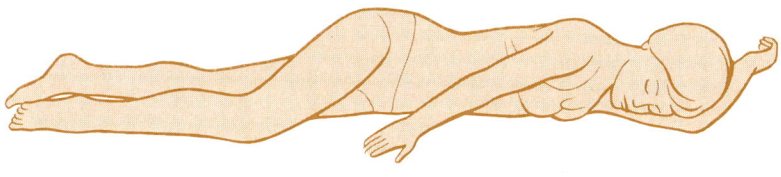

Übung 8 b

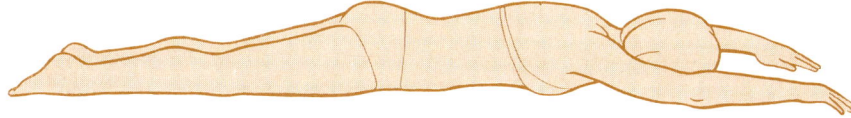

Übungen in Seitenlage

Übungsziel: Gleichzeitige Kräftigung von Rücken- und Bauchmuskeln zur Stabilisierung der Wirbelsäule. Kräftigung der Becken-Bein-Muskeln. Erreichen von freier Hüftgelenksbeweglichkeit.

Ausgangsstellung: Aus der Rückenlage oder Bauchlage drehen Sie in die Seitenlage (bei Bedarf ein Kissen unter den Kopf legen).

Übung 9   Seitenlage links. Der linke Arm liegt gestreckt oder gebeugt unter dem Kopf, das linke Bein ist weit angebeugt, die linke Fußspitze ist vor dem linken Knie zu sehen, die rechte Handfläche drückt gegen das linke Knie, das rechte Bein wird nach hinten weggestreckt, die Ferse wird zur Decke herausgeschoben.

– Drücken! –
Eventuell bis 5 zählen – Druck lösen, Bein hinlegen, Arm und Bein lösen.

Übung 10 a   Seitenlage links. Der linke Arm liegt unter dem Kopf, beide Beine liegen leicht angebeugt übereinander, die rechte Hand stützt vor dem Rumpf auf der Matte ab. Die Finger zeigen nach Möglichkeit zum Körper. Über die abgestützte Hand kann der Körper so zurückgeschoben werden, daß er nicht ins Hohlkreuz fällt.

Beide Beine werden gegeneinander bewegt: Jeweils ein Knie zum Bauch ziehen und die Ferse des anderen Beines weit wegstrecken. Die Bewegungen werden 5- bis 6mal durchgeführt.

Das Gleichgewicht des Rumpfes muß stabil gehalten werden!

Übung 10 b   Steigern Sie die Übung! Die Stützhand wird weggenommen, die Hand wird seitlich am Rumpf in Richtung der Füße gestemmt, eventuell leicht nach vorn. Der Rumpf muß gegen die Bewegungen der Beine stabil bleiben.

Die Übungen werden in rechter Seitenlage wiederholt.

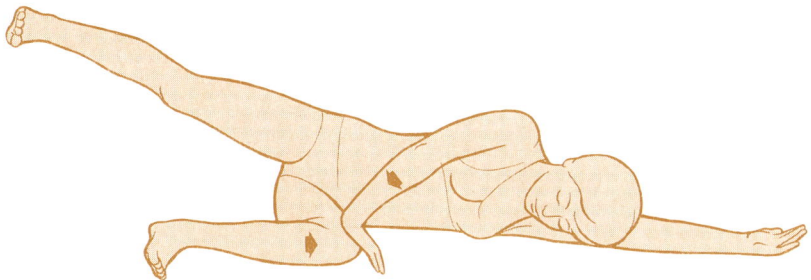

Übung 9

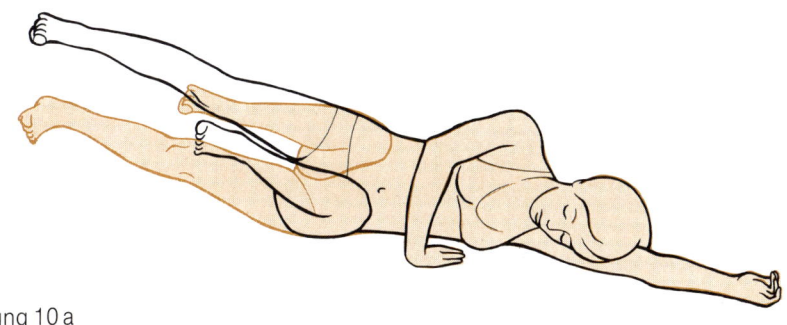

Übung 10 a

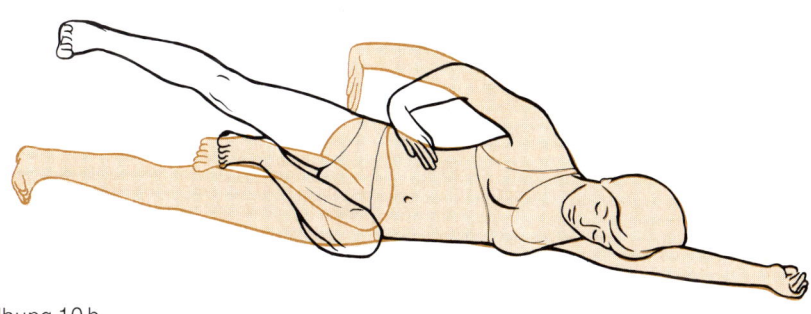

Übung 10 b

Übungen in Bauchlage

Übungsziel: Kräftigung der Rückenmuskulatur bei gut gestreckter Wirbelsäule, besonders der Brustwirbelsäule.

Hinweis: Bei stark ausgeprägtem Hohlkreuz legen Sie bei allen Übungen aus der Bauchlage ein Kissen unter den Bauch.

Ausgangsstellung: Bauchlage, die Beine liegen leicht gespreizt, die Arme neben dem Kopf, dieser liegt auf der Stirn auf.

Übung 11   Das Gesäß spannen und zu den Oberschenkeln hinziehen, die Fußrücken lang rausschieben und fest auf die Unterlage drükken. Arme und Kopf wenig abheben, die Stirn bleibt parallel zur Unterlage, das Brustbein bleibt auf der Unterlage liegen.

Langsam ablegen.

Übung 12 a   Das rechte Bein seitlich neben den Rumpf anbeugen, die Fußspitze mit hochziehen, den Kopf nach rechts drehen und das rechte Knie über die rechte Schulter ansehen, die Fußspitze ist knapp vor dem Knie zu sehen. Die Arme bleiben dabei lang herausgestreckt.

Gleiten Sie langsam zurück in die Bauchlage.

Die Übung zur anderen Seite durchführen.

Übung 12 b   Das rechte Bein seitlich neben dem Rumpf anbeugen, die Fußspitze mit hochziehen, diese ist knapp vor dem Knie zu sehen, den Kopf nach rechts drehen und das Knie über die rechte Schulter ansehen, dazu das gestreckte linke Bein wenig von der Unterlage abheben.

Das Bein wieder ablegen und in die Bauchlage zurückgleiten.

Diese Übung ebenfalls auch zur anderen Seite durchführen.

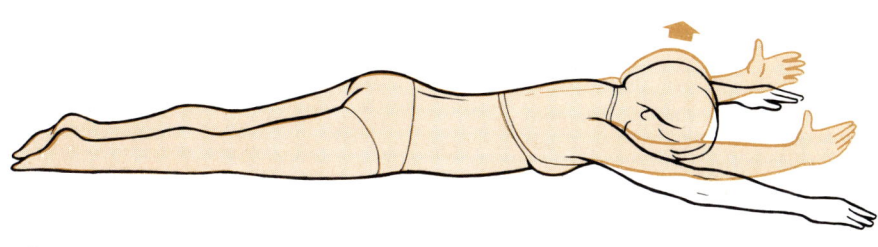

Übung 11

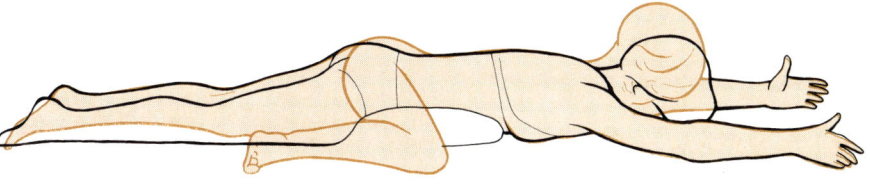

Übung 12 a

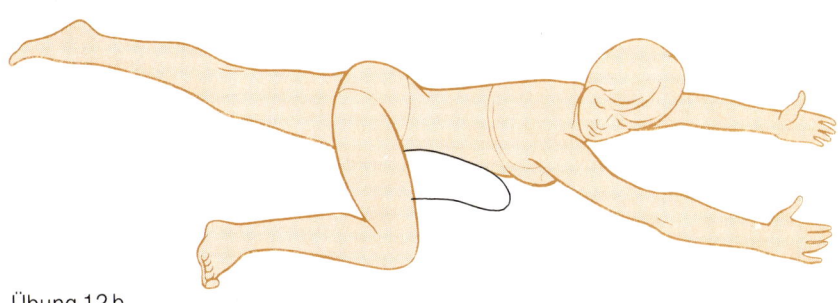

Übung 12 b

Übungsziel: Dehnung der Hüftbeugemuskeln.

Ausgangsstellung: Bauchlage, der Kopf liegt seitlich, die Hände liegen unter der Leistenbeuge.

Übung 13   Beide Leisten fest gegen die Hände drücken, diese auf der Unterlage liegenlassen. Die Beine wechselnd lang rausschieben und abheben.

Wenn Sie diese Übung mit gestreckten Beinen durchführen können, versuchen Sie dieselbe Übung mit angebeugten Beinen.

Das Bewegungsausmaß ist gering. Die Leisten müssen fest liegenbleiben.

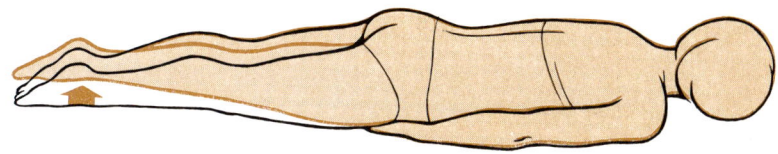

Übung 13

Übungen im Vierfüßlerstand

Übungsziel: Gleichzeitige Kräftigung von Rücken- und Bauchmuskeln in erschwerter Ausgangsstellung. Leichte Schulung der Wirbelsäulenbeweglichkeit aus entlasteter Stellung der Wirbelsäule.

Übung 14 a   Erreichen des Vierfüßlerstandes.

Aus der Seitenlage das obere Knie angebeugt vor den Körper aufsetzen und mit den Armen hochstemmen zum Vierfüßlerstand.

Übung 14 b   Aufbau des Vierfüßlerstandes.

Die Hände stehen unter den Schultern, die Fingerspitzen zeigen nach vorn, die Ellenbogen nach außen. Die Kniegelenke stehen etwa unter den Hüftgelenken, die Oberschenkel senkrecht, die Unterschenkel und die Fußrücken liegen auf der Unterlage auf. Der Nacken ist lang, die Stirn steht etwa parallel zur Unterlage.

Anmerkung: Sollte das Auflegen der Fußrücken Schwierigkeiten bereiten, legen Sie eine kleine Rolle unter dieselben.

Übung 15   Stellen Sie sich vor, daß Sie sich von den Händen aus nach hinten über die Fersen schieben. Gleichzeitig schieben Sie von den Fußrücken aus den Rumpf nach vorn zum Kopf.

Wenn Sie gleichzeitig und gleichmäßig schieben, bleibt der Rumpf in der Mitte, der Kopf und das Gesäß werden auseinandergezogen, die Ellenbogen bleiben etwas gebeugt, und die Kniegelenke werden auf der Unterlage leicht angehoben.

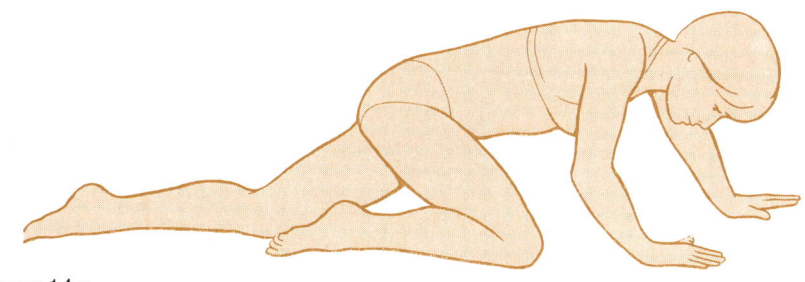

Übung 14 a

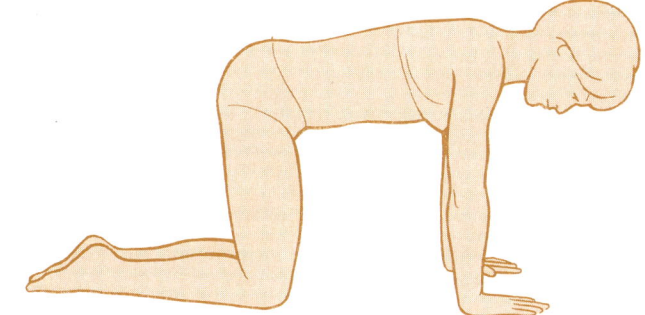

Übung 14 b

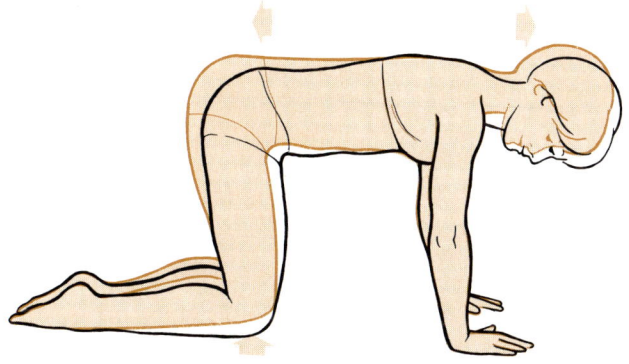

Übung 15

Ausgangsstellung: Vierfüßlerstand.

Übung 16 a   Beherrschen Sie die Grundstellung des Vierfüßlers, dann werden vorsichtig ein Arm und das gegenseitige Bein abgehoben, der verbleibende Arm und das verbleibende Bein drücken fest auf die Unterlage. Die Grundstellung darf bei der Übung nicht wesentlich verändert werden.

Schmerzen die Handgelenke in dieser Stellung, kann die Faust aufgestützt werden. Die Hand steht dann auf den Grundgliedern der Finger, der Daumen zeigt nach vorn.

Übung 16 b   Aus dem Vierfüßlerstand werden das linke Bein und der rechte Arm diagonal weggestreckt, dann werden Knie und Ellenbogen gebeugt und unter dem Rumpf zusammengezogen, danach wieder weggestreckt. Beim Beugen intensiv die Fußspitze hochziehen und den Handrücken zum Unterarm bewegen. Der Rücken darf bei dieser Übung leicht in die Beugung mitgehen.

In wechselnden Diagonalen üben!

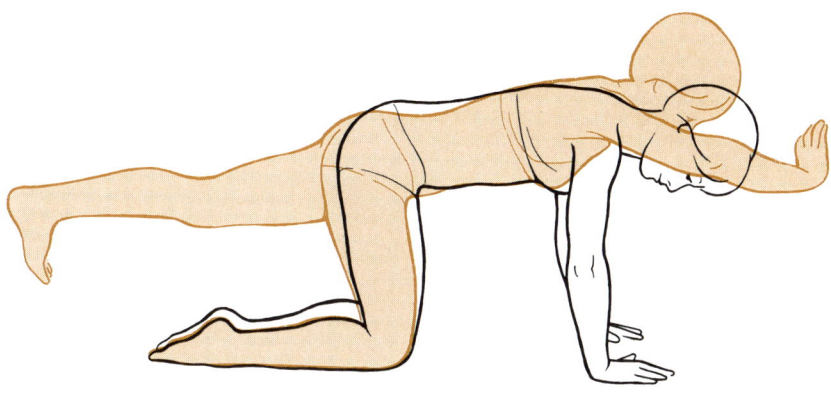

Übung 16 a

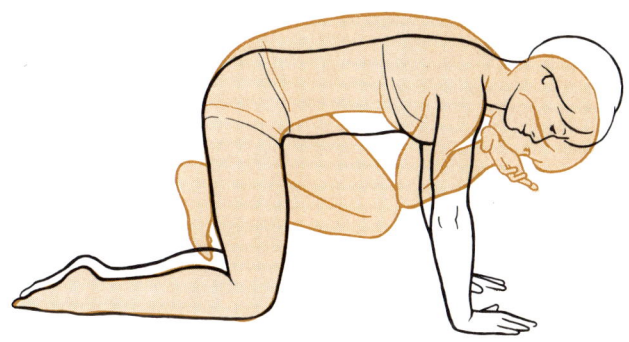

Übung 16 b

Hinweis: Diese Übung frühestens 6 Wochen nach einer Bandscheibenoperation und nicht bei Schmerzen durchführen!

Ausgangsstellung: Vierfüßlerstand.

Übung 17 a   Blicken Sie zu Ihrer Brust, zu Ihrem Bauch, an den Oberschenkeln entlang zu den Knien.

Übung 17 b   Der Kopf wird dabei auf die Knie zubewegt.

Übung 17 c   Dann blicken Sie am Boden entlang nach vorn, das Kinn wird
dabei dicht über den Boden geschoben.

Übung 17 d   Zwischen den Armen wird der Kopf wieder nach oben geführt, dabei blicken Sie an der vor Ihnen liegenden Wand
hoch bis in Augenhöhe.

Rollen Sie den Kopf wieder ein, und beginnen Sie die Übung
von vorn.

Die Bewegungen der Übung 17 werden mehrmals wiederholt.

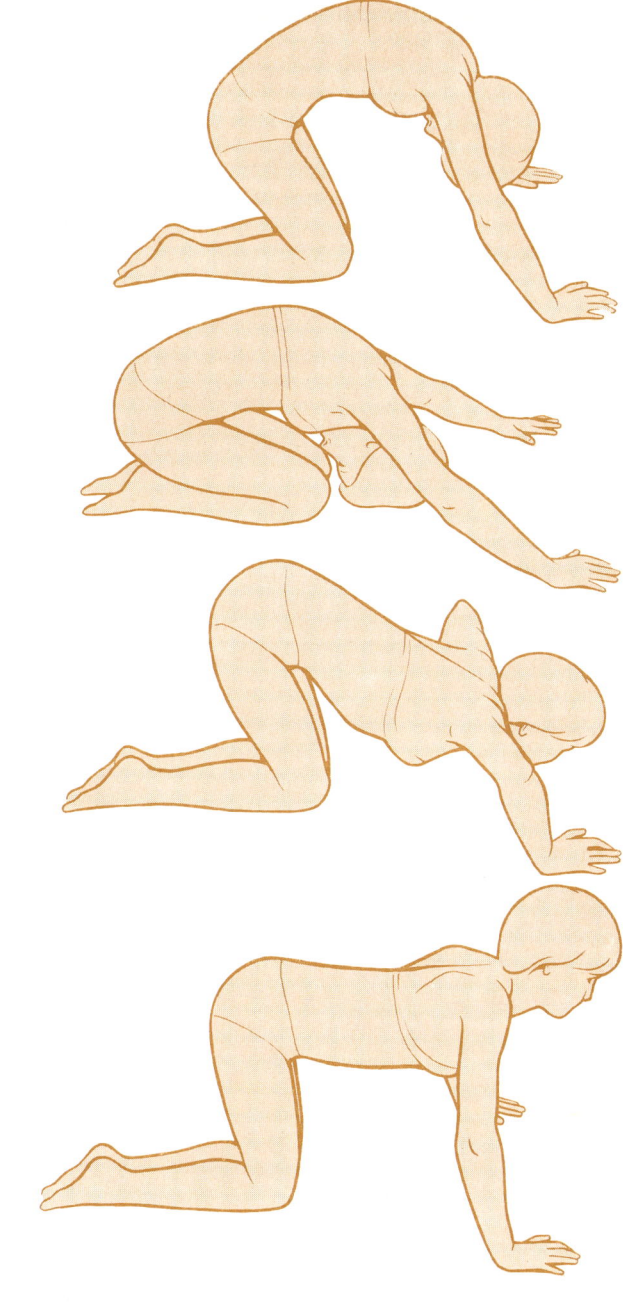

Übung 17 a

Übung 17 b

Übung 17 c

Übung 17 d

Übungen in Tiefkriechstellung

Übungsziel: Streckung der Brustwirbelsäule unter Ausschaltung der Lendenwirbelsäule, so daß ein Hohlkreuz nicht möglich ist.

Kräftigung der Rückenmuskulatur des Brustwirbelsäulenbereichs.

Ausgangsstellung: Aus dem Vierfüßlerstand schieben Sie das Gesäß vorsichtig nach hinten über die Fersen und lassen die Arme möglichst weit nach vorn rutschen, das Brustbein gelangt dabei dicht über die Unterlage.

(Schmerzgrenze beachten!)

Übung 18 a   Aus dieser Tiefkriechstellung heben Sie abwechselnd einen Arm an, mal links, mal rechts. Das Brustbein bleibt dabei tief und dicht über der Unterlage.

Übung 18 b   Sie heben einen Arm an, schauen in die Handinnenfläche und drehen den Arm langsam hoch, der Blick bleibt auf die Handinnenfläche gerichtet, und das Brustbein bleibt dicht über der Unterlage.

Diese Übung wird mit dem anderen Arm wiederholt.

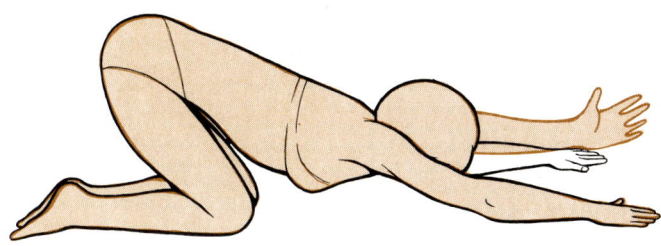

Übung 18 a

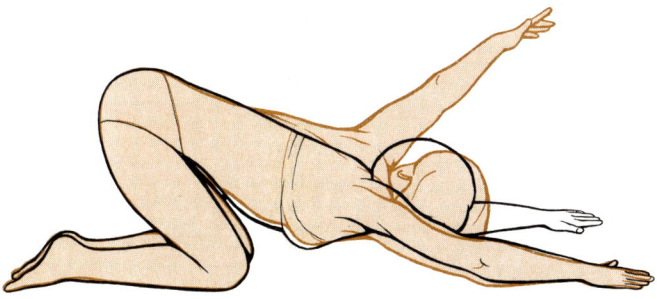

Übung 18 b

Übung im Fersensitz

Übungsziel: Das Ziel der Übung vom Fersensitz bis zum Kniestand gilt der Förderung des Muskelgleichgewichts bei belasteter Wirbelsäule in guter Stellung. Die Verkleinerung der Unterstützungsfläche soll die Muskelarbeit verstärken.

Ausgangsstellung: Fersensitz. Ist es Ihnen ohne Schmerzen möglich, so setzen Sie sich zurück auf beide Fersen.

Anmerkung: Grundsätzlich ist diese Übung bei Knie- und Fußgelenkserkrankungen nicht angezeigt. Ältere Patienten sollten diese Übung nicht durchführen.

Übung 19   Die Fußrücken drücken fest auf die Unterlage, die Hände stemmen nach unten (a), und Sie kommen mit geradem Rücken hoch zum Kniestand (b). Sie müssen beachten, daß Sie kein Hohlkreuz bei dieser Übung machen, jedoch auch die Lendenwirbelsäule nicht rund machen.

Setzen Sie sich langsam wieder zurück, und wiederholen Sie die Übung mehrfach.

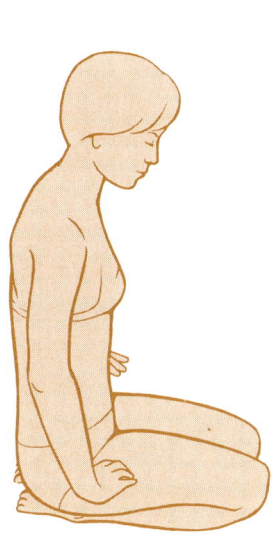

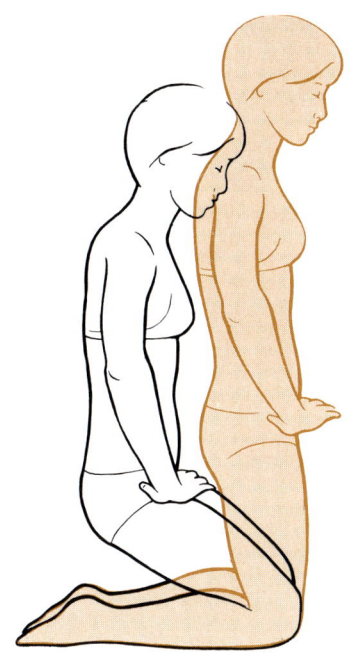

Übung 19 a

Übung 19 b

Übung im Ein-Bein-Knie-Stand

Ausgangsstellung: Aus dem Kniestand wird ein Bein nach vorn aufgestellt, Ober- und Unterschenkel stehen etwa im rechten Winkel.

Übung 20   Stemmen Sie die Hände nach vorn, und bringen Sie das Körpergewicht über das Bein, drücken Sie sich mit dem Fußrücken des knieenden Beines leicht vom Boden ab.

Die Übung wird mehrfach wiederholt, die Beinstellung wird dabei gewechselt.

Übung zum Aufstehen

Ausgangsstellung: Aus dem Kniestand wird ein Bein nach vorn aufgestellt, Ober- und Unterschenkel stehen etwa im rechten Winkel.

Übung 21   Drücken Sie sich aus dem Ein-Bein-Knie-Stand (a) hoch bis zum Stand (b). Die Übung wird wiederholt, indem Sie das Bein wechseln.

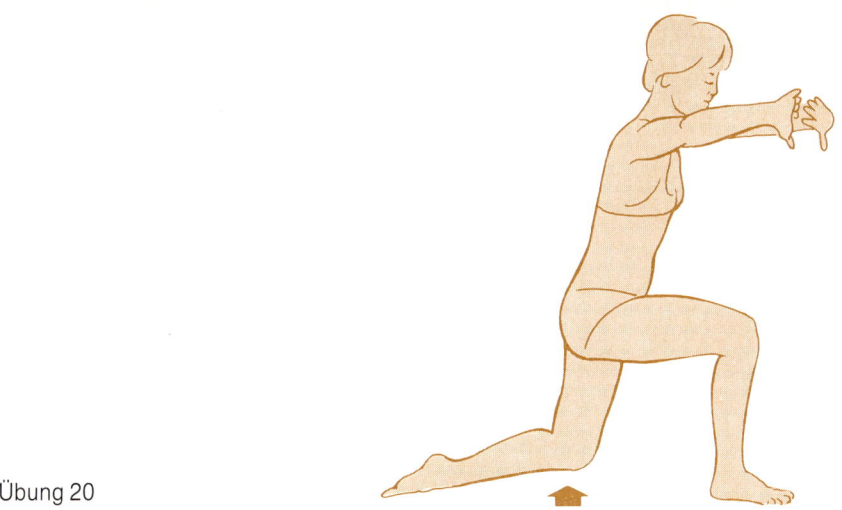

Übung 20

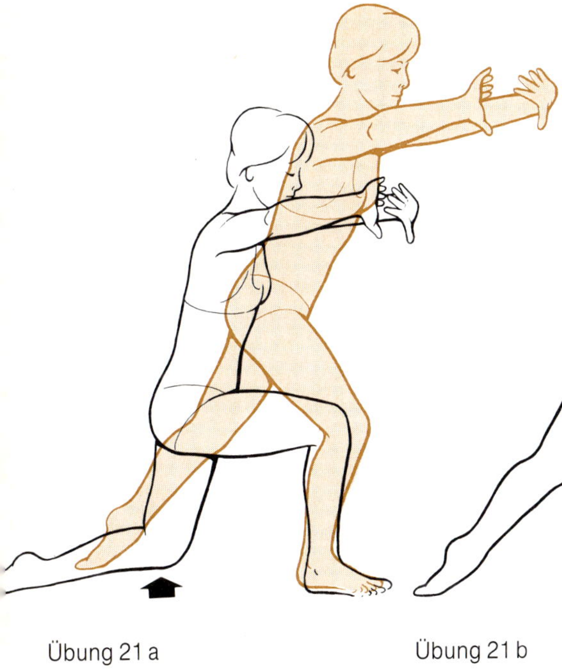

Übung 21 a 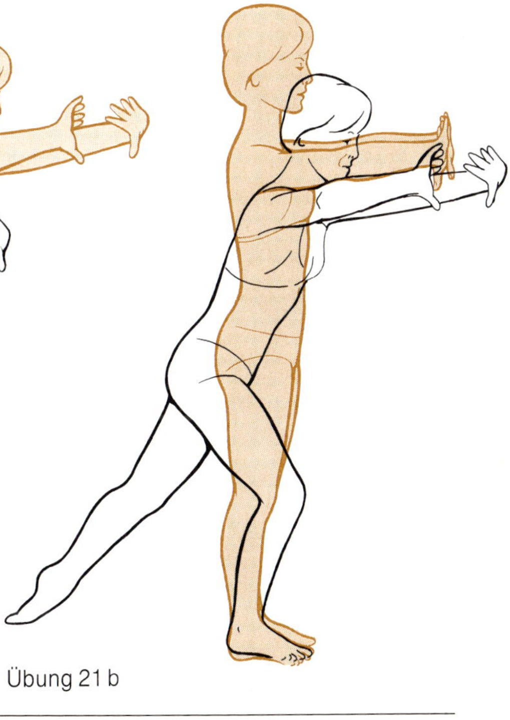   Übung 21 b

Übungen im Sitzen

Übungsziel: Erreichen einer guten Sitzhaltung. Sicherung einer stabilen Rumpfhaltung gegenüber den Bewegungen der Extremitäten.
Hinweis: Nach Bandscheibenoperationen sollten Sie in den ersten Wochen gar nicht oder nur kurzdauernd sitzen.

Ausgangsstellung: Sitz auf dem Vorderteil eines flachen Hockers.

Übung 22 a   Legen Sie einen Stab (Besenstiel) auf einen flachen Hocker, Sie versuchen, sich darauf zu setzen. Wenn Sie Ihr Becken genau über Ihren Sitzbeinen ausbalanciert haben, können Sie auf dem Stab sitzen.

Übung 22 b   Nehmen Sie nun den Stab weg und versuchen Sie, Ihr Becken ohne dieses Hilfsmittel auf den Sitzbeinen zu balancieren. Durch Schub und Zug der Füße am Boden (die Füße selbst dürfen nicht verrutschen!) können Sie eine geringe Beckenbewegung einleiten.

Haben Sie das Gleichgewicht über Ihren Sitzbeinen erreicht, so haben Sie die Beckenstellung erlangt, die die Streckung der Wirbelsäule im Sitzen ermöglicht.

Übung 22 c   Sie haben nun die Grundstellung des Sitzens eingenommen, Sie drücken Ihre Füße fest in den Boden. Sie stellen sich vor, daß sich Ihr Rücken an einem Stab entlang streckt, der Scheitel nähert sich der Zimmerdecke. Sie lassen mit dem Druck der Füße nach, bleiben jedoch so groß.

Wiederholen Sie die Übungen, und atmen Sie während des Streckens langsam aus.

Übung 23   Sie drücken Ihre Füße in den Boden, wachsen mit dem Scheitel zur Decke, ziehen die Hände hoch, die Finger dürfen sich beugen, spreizen Sie die Finger ab, besonders den Daumen, und drehen Sie die Fingerspitzen zum Körper hin. Führen Sie die Handballen nach unten zum Boden, die Ellenbogen bleiben leicht gebeugt, der Scheitel bleibt oben, der Nacken wird lang.

Bei richtiger Ausführung der Übung haben Sie das Gefühl, daß Sie in der Lendenwirbelsäule leicht werden. Trainieren Sie daher diese Übung, bis Sie sie gut beherrschen. Sie können dadurch aus jeder Sitzhaltung, die Sie nicht verlassen können, Ihre Muskulatur gezielt aktivieren und die Wirbelsäule entlasten.

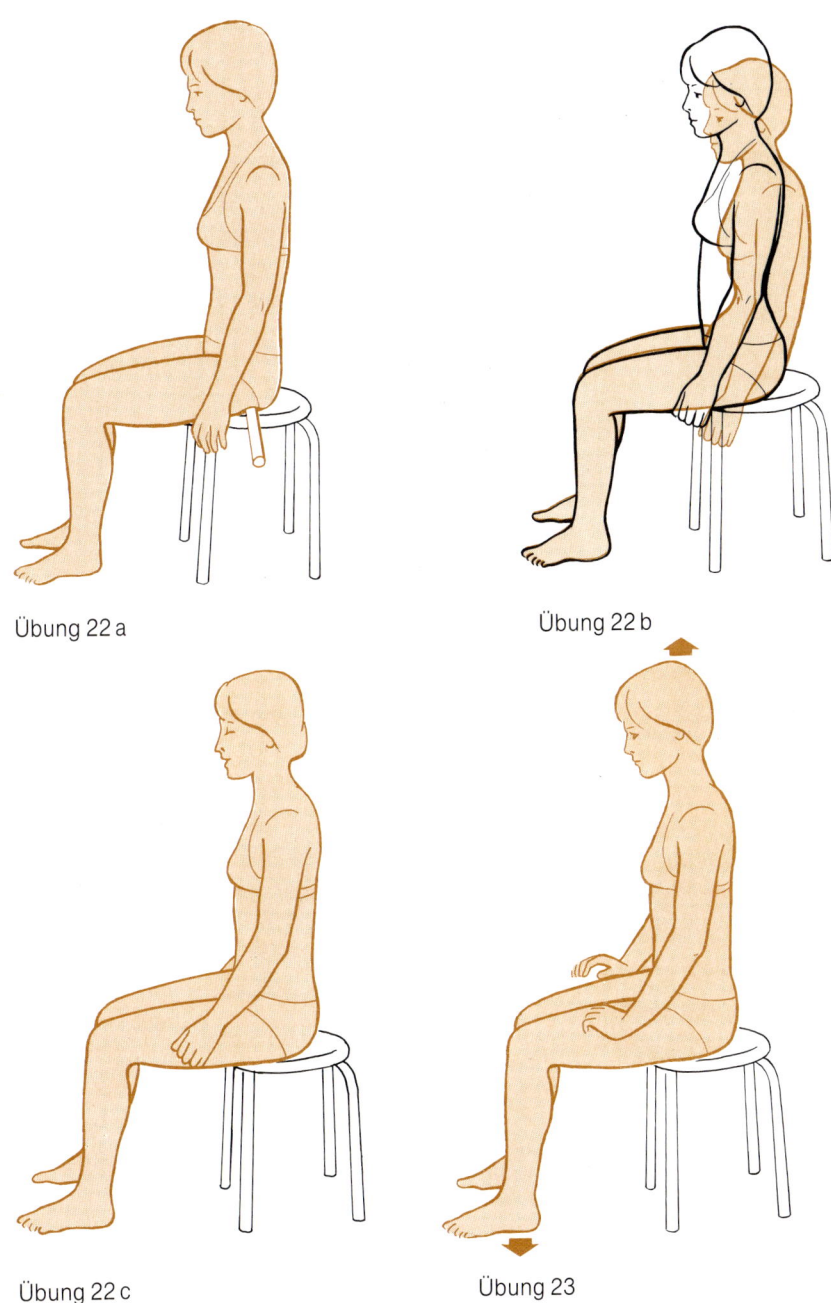

Übung 22 a

Übung 22 b

Übung 22 c

Übung 23

Übung 24   Drücken Sie die Füße in den Boden, und stemmen Sie den Scheitel nach oben und die Hände nach unten.

In dieser gestreckten Stellung bleiben Sie,

- ziehen die Daumen zur Schulter und stemmen die Hände nach vorn weg, die Fingerspitzen zeigen zueinander (a),
- ziehen die Daumen zur Schulter und stemmen die Arme schräg zur Seite weg, die Hände müssen dabei im Blickfeld bleiben,
- ziehen die Daumen zur Schulter und stemmen die Hände schräg nach vorn oben weg, die Hände müssen wieder im Blickfeld bleiben (b),
- ziehen die Daumen zur Schulter und stemmen zum Abschluß nochmal kräftig nach unten, als wollten Sie die Wirbelsäule auseinanderziehen.

Anmerkung: Ist das Stemmen mit geöffneten Händen zu anstrengend, so machen Sie dazu eine Faust.

Übung 25   Drücken Sie die Füße in den Boden, und stemmen Sie beide Arme schräg nach oben. Lösen Sie ein Bein vom Boden, ziehen Sie das Knie hoch, und führen Sie den gegenüberliegenden Ellenbogen in Beugung auf das Knie zu. Ellenbogen und Knie müssen sich nicht treffen.

Der andere Arm stemmt nach unten und hält damit den Rumpf und die Wirbelsäule in der gestreckten Haltung.

Beide Arme stemmen nochmals nach oben, dann nach unten, Sie lösen die Spannung.

Führen Sie die Übung auch mit dem anderen Bein durch.

Übung 26   Drücken Sie die Füße in den Boden, und stemmen Sie den Scheitel nach oben. Sie bleiben in der Stellung und führen mit den Armen kurze, kräftige Pendelbewegungen durch.

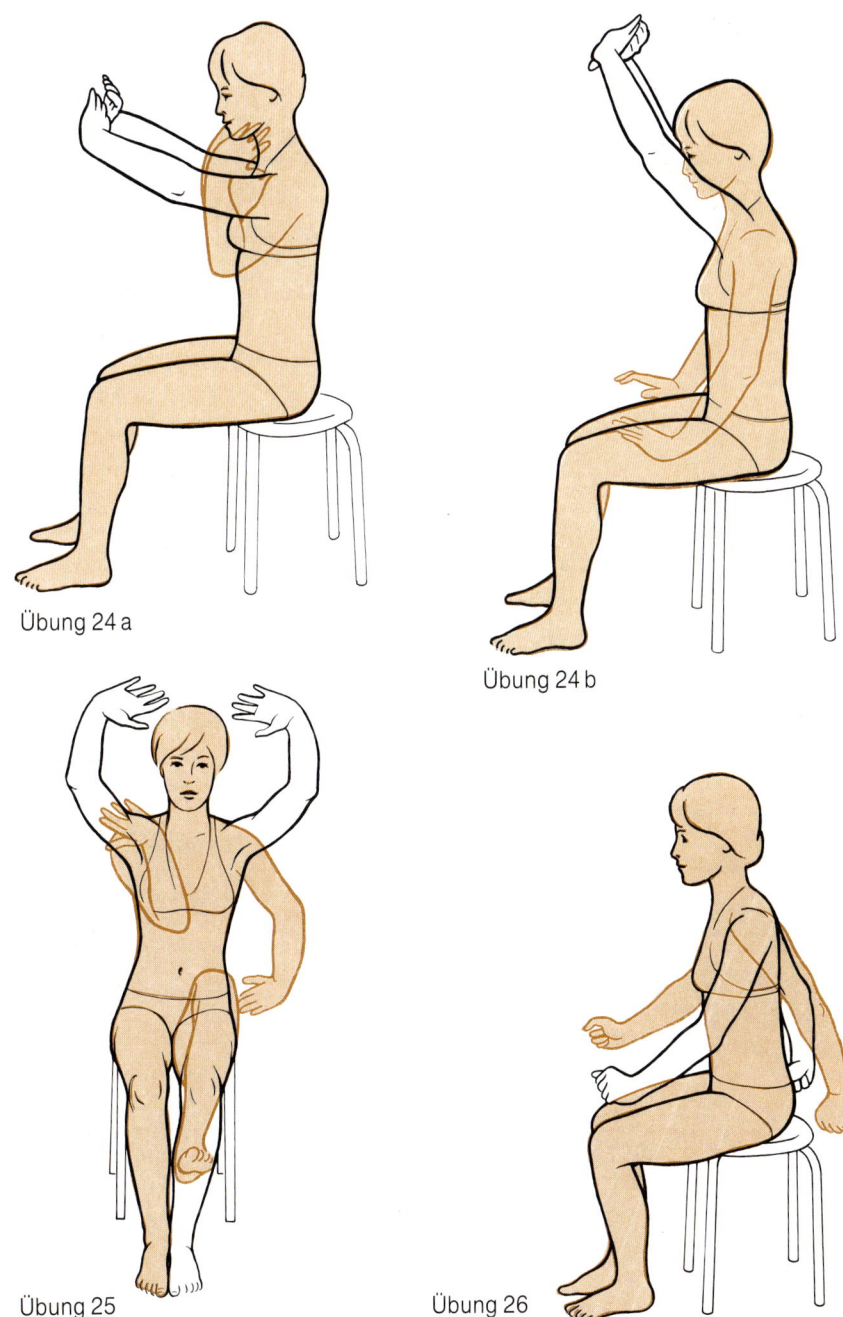

Übung 24 a

Übung 24 b

Übung 25

Übung 26

Übungen im Stand

Übungsziel: Sicherer Stand bei guter Stellung der Wirbelsäule, Förderung der Reaktionsbereitschaft und Zusammenarbeit der Rumpfmuskulatur im Stand.

Ausgangsstellung: Setzen Sie sich in die Grundstellung.

Übung 27   Erarbeiten des Stands.

Nun stellen Sie ein Bein unter den Hocker, kommen mit dem Becken weiter nach vorn, so daß der Körperschwerpunkt über die Unterstützungsfläche kommt, und drücken sich mit dem hinteren Bein hoch zum Stand (a). Im Stand müssen Sie das Gewicht auf dem vorn stehenden Bein haben (b).

Nun schieben Sie die Knie nach vorn, das Gesäß zurück, verlagern langsam Ihren Schwerpunkt auf das hintere Bein, indem Sie sich heruntersetzen.

Üben Sie mit wechselnden Beinstellungen, versuchen Sie dabei eine kontinuierliche Bewegung vom Sitzen bis zum Gehen zu finden und umgekehrt vom Rückwärtsgehen bis zum Sitzen.

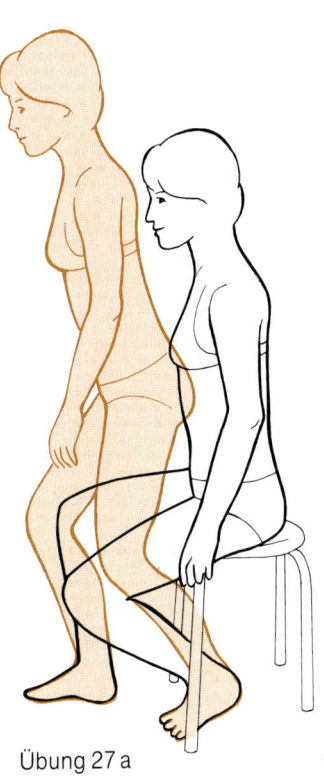

Übung 27 a

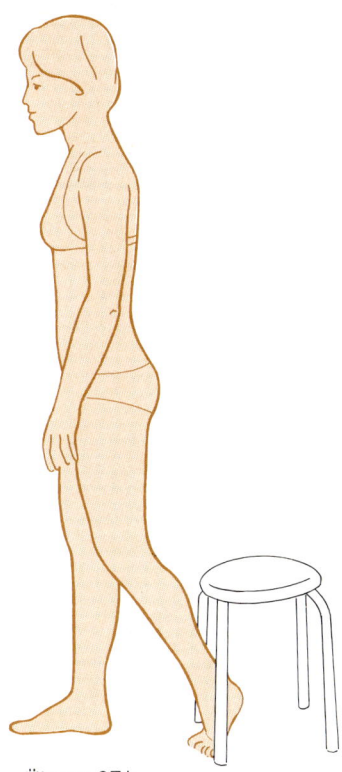

Übung 27 b

Übung 28   Die Füße stehen parallel, die Fußspitzen zeigen nach vorn, versuchen Sie vor dem Spiegel, Ihre Wirbelsäule der Schwerpunktlinie anzunähern, wobei Ihnen eine vor dem Spiegel aufgehängte Schnur mit einem Gewicht als Lot dient.

Übung 29   Versuchen Sie, aus der erreichten Streckung heraus sich nur im Fußgelenk zu bewegen und Ihr Gewicht über den unbeweglichen Füßen wandern zu lassen. Versuchen Sie, das Verlagern des Gewichts nachzuempfinden, und auch, ob Sie mehr das rechte oder das linke Bein belasten. Sie wollen das Gewicht einpendeln, indem Sie rechts und links die Zehen und die Fersen gleich stark belasten. Nun haben Sie die ideale Stellung erreicht, in welcher das Lot dicht vor dem Fußgelenk auf den Boden fällt.

Das ist die Grundstellung für die Übungen aus dem Stand.

Ausgangsstellung: Stand.

Übung 30   Beide Füße fest in den Boden drücken, den Scheitel nach oben stemmen, die Hände stemmen nach unten. Versuchen Sie festzustellen, ob die Lendenwirbelsäule entlastet wird. Die Grundstellung wird nochmals überprüft, alle Gelenke müssen aus dieser Stellung leicht zu bewegen sein, sie sind dann reaktionsbereit und nicht blockiert. Überprüfen Sie diese Reaktionsbereitschaft, indem Sie kleine schnelle Bewegungen mit den Kniegelenken durchführen, gleichzeitig auch mit den Armen, ohne daß Sie dabei die Rumpfstellung verändern.

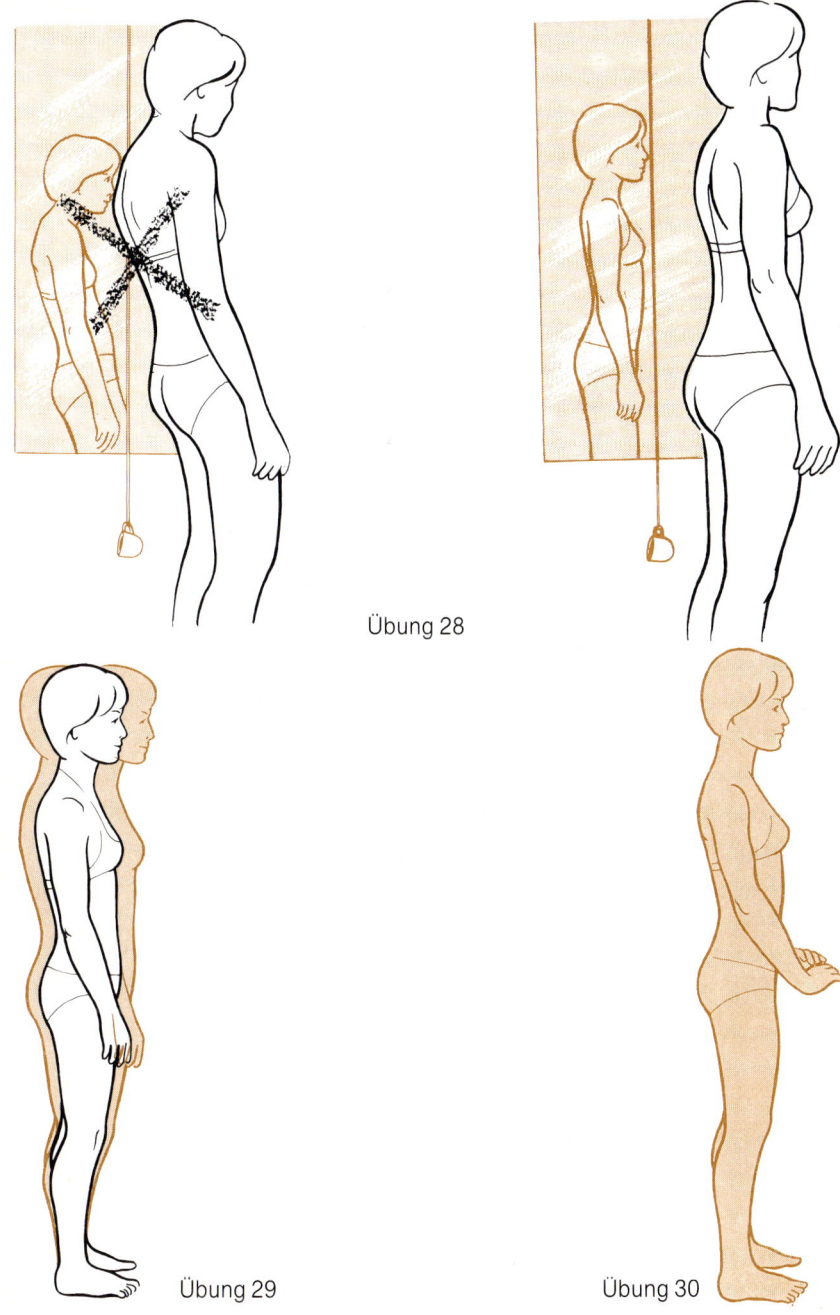

Übung 28

Übung 29

Übung 30

Übung 31   Die Füße in den Boden drücken, den Scheitel zur Decke und die Hände nach unten stemmen. Einen Arm nach oben stemmen und das Gewicht auf das gleichseitige Bein verlagern. Das andere Bein beugen, den nach oben gestreckten Arm ebenfalls beugen. Das Knie und den gebeugten Ellenbogen diagonal aufeinander zuführen, ohne daß sie sich erreichen. Der andere Arm stemmt nach unten und hält den Rumpf und die Wirbelsäule in Streckung.

Gehen Sie langsam in die Ausgangsstellung zurück, und üben Sie auch mit der Gegenseite.

Übung 32   Sie befinden sich in Grundstellung „Stand" vor einem Hocker, bei stabil gehaltenem Rumpf. Das Becken muß sicher in der Stellung gehalten werden, abwechselnd die Beine auf den Hocker stellen und zurück (a).

Nehmen Sie nun zum wechselnden Hochsetzen der Beine kurze Armschwünge hinzu, der Rumpf bleibt dabei stabil (b).

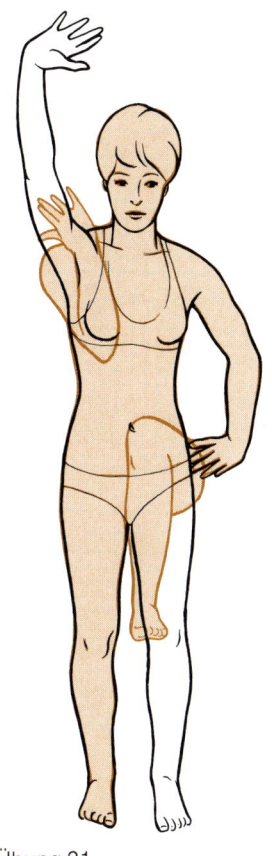

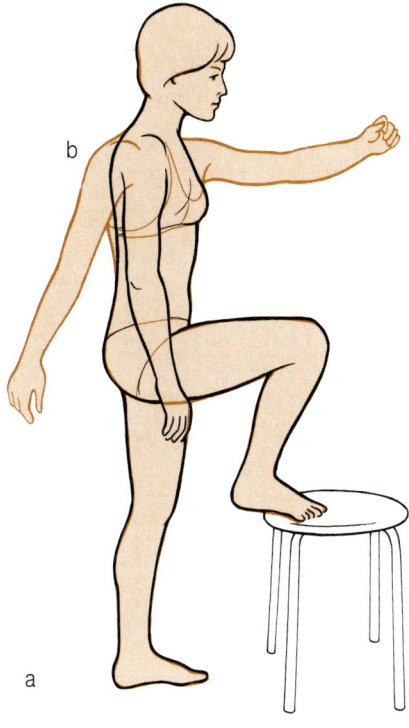

Übung 31

Übung 32

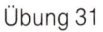

Übungen im Gehen

Übungsziel: Durch Einsatz der Fußmuskeln wollen Sie eine reaktions-
bereite Rumpfmuskelspannung erreichen und die Wirbelsäule in guter Stellung ausbalancieren.

- Gehen Sie unter Kontrolle der Augen auf einer Linie entlang.
- Nehmen Sie nun ein Seil zur Hilfe, legen Sie es auf die
  Erde, und gehen Sie an ihm entlang. Sehen Sie nicht hin,
  sondern tasten Sie das Seil mit den Füßen.
- In gleicher Weise gehen Sie auf dem Seil entlang, dabei
  fassen Sie mit der rechten Hand den linken Fuß und umgekehrt.
- Gehen Sie nun auf den Zehen, achten Sie darauf, daß diese
  von den Zehenballen an bis zu den Zehenspitzen den Fuß
  weiter abdrücken.
  Anmerkung: Von hinten muß man die ganze Fußsohle
  sehen, das gilt auch für das normale Gehen.
- Gehen Sie jetzt auf den Zehen über ein Seil.
- Gehen Sie jetzt rückwärts, holen Sie dabei mit den Beinen
  weit nach hinten aus, blicken Sie nicht nach hinten, sondern versuchen Sie, mit den Füßen den Raum nach hinten
  auszutasten.
- Mit musikalischer Untermalung rhythmisch vor- und zu-
  rückgehen. Das Einschlagen der entgegengesetzten Richtung darf keine Schwierigkeiten machen.

Bücktraining

Übungsziel: Bücken und Aufnehmen von Lasten in guter Wirbelsäulenstellung und unter richtigem Muskeleinsatz.

Hinweis: Lasten sollten Sie erst aufnehmen, wenn Sie genügend Sicherheit und die notwendige Kraft dazu erworben haben.

Ausgangsstellung: Sie befinden sich in der Grundstellung zum Sitzen (s. auch Übung 22).

Übung 33   Nehmen Sie die Beine breit in Grätschstellung, und versuchen Sie langsam, Ihr Becken bei geradem Rücken nach vorn zwischen die Beine zu legen.

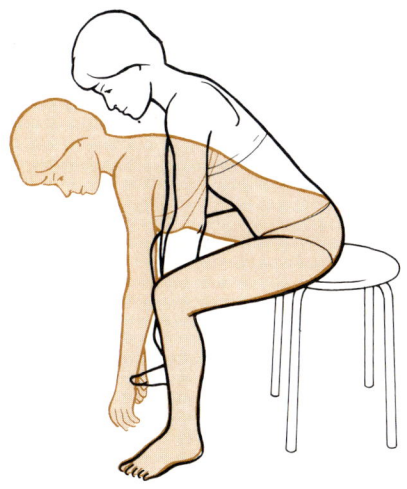

Übung 33

Ausgangsstellung: Sie befinden sich in der Grundstellung „Stand" (s. auch Übung 29).

Übung 34   Die Beine sind leicht gegrätscht. Schieben Sie die Knie über die Fußspitzen vor und das Gesäß zurück, so als wollten Sie das Becken zwischen die Beine nehmen. Mit den Händen kontrollieren Sie die Beckenstellung. Das Becken und die Wirbelsäule dürfen sich nicht gegeneinander bewegen.

Sie kommen so ein kleines Stück in die Tiefe. Nun drücken Sie die Füße fest in den Boden, stemmen die Hände nach unten, als ob Sie sich durch Abstützen helfen wollten, drücken die Beine langsam in die Streckung und den Scheitel nach oben. Sie spüren die Spannung in den Beinen, im Gesäß, im Unterbauch und im Beckenboden.

Oben angekommen, müssen alle Gelenke in reaktionsfähigen Stellungen sein. Kontrollieren Sie das durch kleine Bewegungen der Kniegelenke.

Übung 35   Üben Sie diese Stellung, gelangen Sie dabei langsam immer tiefer, bis Sie mit den Händen den Boden zwischen den Beinen erreichen können.

Übung 36   Dann nehmen Sie das Training mit einem leichten Gewicht auf. Sie bücken sich richtig herunter, fassen das Gewicht, pressen es an den Bauch und stemmen sich hoch.

Auch mit dem Gewicht müssen Sie in einer guten Rumpfhaltung oben ankommen.

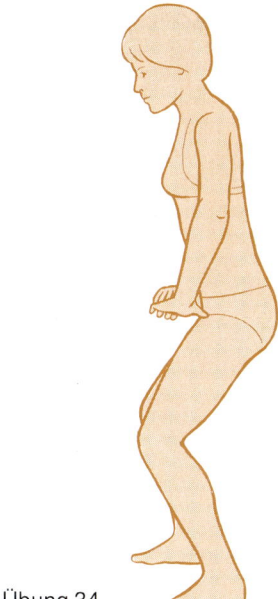

Übung 34

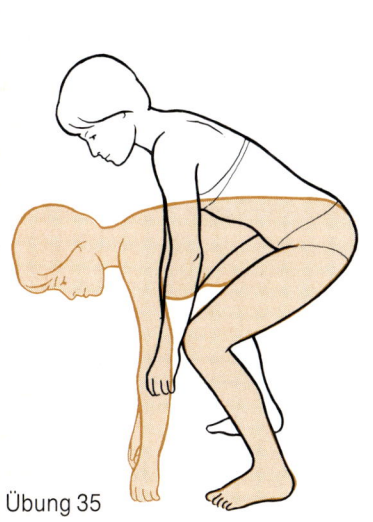

Übung 35

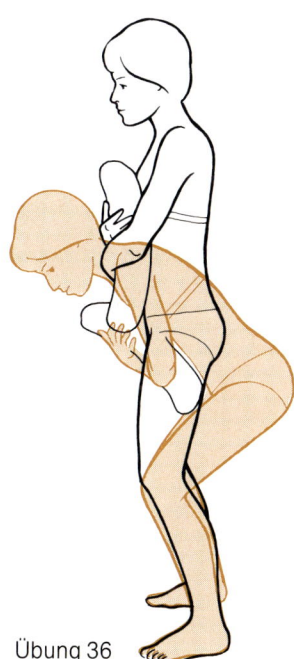

Übung 36

Übungen im Wasser

Übungsziel: Warmes Wasser mit einer Temperatur von 32–34 °C ist ideal für eine Übungsbehandlung im Wasser. Dadurch werden Sie entspannt, das Wasser nimmt Ihnen die körperliche Belastung und fördert die Muskelfestigung durch seinen Widerstand.

Übungsempfehlungen für Schwimmer: Die selbsttätigen Übungen können entweder in Form des einfachen Schwimmens mit wechselndem Schwimmstil oder gezielt nach Anleitung durchgeführt werden.

Voraussetzung für eine erfolgreiche Schwimmbehandlung ist die vollständige Entkrampfung unseres Körpers. Treten Beschwerden auf, so kann das Folge von Angst und Unsicherheit im Wasser sein, was wiederum zu einer falschen Haltung führt. Längeres Brustschwimmen ist aufgrund der dadurch ständig überstreckt gehaltenen Wirbelsäule zu vermeiden. Günstig für die Wirbelsäule sind Kraulschwimmen und Rückenschwimmen. Auch häufiges Drehen um die eigene Körperachse im Wasser, einmal links, einmal rechts herum, ist empfehlenswert. Dadurch werden Spannungszustände leicht beseitigt.

Die spielerische Fortbewegung im Wasser ist besonders vorteilhaft.

Übungsempfehlungen für Nichtschwimmer:
- Gehen mit großen Schritten.
- Gehen mit großen Schritten und dabei die Arme kräftig durch das Wasser ziehen, gleichseitig jeweils Arm und Bein entgegengesetzt.
- Seitwärtsgehen: Beim Abspreizen der Beine die Arme ebenfalls abspreizen, beim Schließen der Beine die Arme zum Körper heranziehen.
- Dasselbe mit vorderem und hinterem Überkreuzen eines Beines.
- Rückwärtsgehen.
- Sehr schnell im Wasser treten, so daß der Körper aufrecht im Wasser steht.

– Mit beiden Armen am Beckenrand festhalten, das linke Knie zum Bauch ziehen, die rechte Ferse nach rechts hinten wegstrecken und umgekehrt.
Diese Übung wird mehrmals wiederholt.

Übungen zur Schmerzlinderung

Treten besonders akute Schmerzen auf, muß der Arzt aufgesucht werden. Leiden Sie unter immer wiederkehrenden leichteren Schmerzzuständen und ist Ihr behandelnder Arzt darüber informiert, so können Sie auch selbst etwas zur Schmerzlinderung tun:

- Entlastung der Wirbelsäule und gleichmäßige Wärme durch Bettruhe;
- Seitenlage mit angebeugten Beinen, eine Hand stützt vorn ab. Durch den Druck der Hand auf den Boden den Körper leicht ins Schaukeln bringen, vor und zurück.
- Rückenlage, die Beine sind angestellt. Wechselweise ein Knie vorsichtig und langsam nach vorn außen schieben.
- Ein warmes Bad wirkt oft schmerzlindernd.
- – Dazu können Sie beim Nachlassen der schmerzhaften Spannung leichte Übungen im Wasser durchführen, wobei Sie die Schmerzgrenze immer beachten müssen. Solche Übungen sind:
- – Beine im Wechsel anbeugen und strecken.
- – Beine anstellen und jeweils ein Knie leicht vorschieben.
- – Ein angebeugtes Bein zum Bauch ziehen, das andere bleibt gestreckt.

Übungen bei Muskelschwäche (Lähmungen)

Bei bestehenden Muskelschwächen und Lähmungen muß die betroffene Muskulatur besonders intensiv beübt werden. Dazu ist fachgerechte, krankengymnastische Anleitung notwendig. Hat der Patient die Übungen (Ausgangsstellung, Übungsauswahl, Häufigkeit und Pausen) erlernt, kann er selbständig weiterüben, um die Muskulatur zu kräftigen. Bleibt ein Übungserfolg zunächst aus, ist es wichtig, sich ausdauernd und bewußt auf die erwünschte Muskeltätigkeit zu konzentrieren.

Maßnahmen bei Gefühlsstörungen

Streichen, Beklopfen, auch Massagen mit weicher Bürste können im Bereich der gestörten Hautbezirke zu einer besseren Rückkehr der normalen Gefühlsempfindung führen.

Literaturhinweise

Junghanns, H.: Die Wirbelsäule unter den Einflüssen des täglichen Lebens, der Freizeit, des Sportes. Die Wirbelsäule in Forschung und Praxis, Bd. 100. Hippokrates, Stuttgart 1986
(Leitsätze S. 70 u. 71)
Krämer, J.: Bandscheibenbedingte Erkrankungen. Ursachen, Diagnose, Behandlung, Vorbeugung, Begutachtung. 2. Aufl. Thieme, Stuttgart 1986

Schlußwort

Unter bandscheibenbedingten Schmerzen leiden viele Menschen. Es gibt aber auch andere Gründe für ihre Beschwerden. Die Diagnose stellt der behandelnde Arzt.

Es bleibt zu hoffen, daß der Ratgeber seinen Zweck erfüllt hat: über das Bandscheibenleiden im Bereich der Lendenwirbelsäule zu informieren und Wege für eine Krankheitsvorsorge zu eröffnen.

Ärztlicher Rat und ärztliche Hilfe können nur wirksam werden, wenn von seiten des Patienten der Wille vorhanden ist, einen eigenen Beitrag zu seiner Genesung zu liefern.

Der Kranke erwartet vom Arzt, daß dieser ihn von seinen Schmerzen befreit und gesund macht.

Eine sachgerechte medizinische Unterrichtung wird gegenstandslos, wenn der Patient zu der unerläßlichen Zusammenarbeit mit dem Arzt nicht bereit ist.

Der Arzt muß daher vom Kranken erwarten können, daß dieser die ärztlichen Bemühungen unterstützt und die empfohlene Behandlung durchführt.

Und noch ein Hinweis: Die mit Hilfe dieses Ratgebers vermittelten Erkenntnisse „Vorbeugen durch Wissen und Handeln" dürfen nicht zu einem täglichen Verhaltens- und Übungszwang verleiten. Versuchen Sie, die brauchbaren Anregungen zu einer natürlichen Selbstverständlichkeit werden zu lassen. Haben Sie diesen Schritt innerlich vollzogen, werden Sie Ihre ängstliche Unsicherheit ablegen und Beruhigung empfinden: Sie haben damit selbst Verantwortung für Ihre Gesundheit übernommen.

Die Zielsetzung dieses Ratgebers hätte sich erfüllt!

Sachverzeichnis

Gesunde Kost – **gesundes Herz**	Vorbeugende Diät gegen den Herzinfarkt. 175 Rezepte mit Kalorienangaben (auch für Übergewichtige und Diabetiker) 3., überarbeitete Auflage Von S. Heyden und G. Brand 1987. 147 Seiten, 5 Abbildungen, 9 Tabellen, «Thieme Ärztlicher Rat» DM 18,80
Ärztlicher Rat bei venösen Durchblutungs- störungen	Krampfadern, Thrombosen 2., überarbeitete Auflage Von P. Salzmann 1986. 90 Seiten, 29 Abbildungen «Thieme Ärztlicher Rat» DM 17,80
Ernährung bei Gicht und Hyperurikämie	Mit 120 Kochrezepten 2., überarbeitete Auflage Von G. Wolfram, M. Reinhardt und E. Tick 1982. 105 Seiten, 8 Abbildungen, 4 Tabellen «Thieme Ärztlicher Rat» DM 17,80
Aktiv im Alter durch Gymnastik	Ratgeber für die Erhaltung gesunder Beweglich- keit am Morgen – während des Tages – am Abend 4., überarbeitete Auflage Von M. Scharll 1981. 45 Seiten, 48 Abbildungen «Thieme Ärztlicher Rat» DM 9,80

Über 80 weitere Titel finden Sie in unserem ausführlichen Prospekt «Thieme Ärztlicher Rat»

Preisänderungen vorbehalten

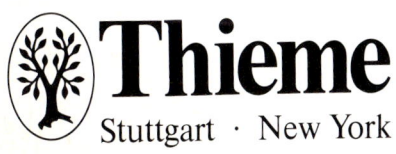

Thieme
Stuttgart · New York

Georg Thieme Verlag
Postfach 732
7000 Stuttgart 1

Medizin für jedermann	in Frage und Antwort
	4., neubearbeitete und erweiterte Auflage
	Herausgegeben von R. E. Rothenberg
	Band 1: A–L
	1983. 660 Seiten + 10 Farbtafeln, 122 Abbildungen, 19 Tabellen
	«Thieme Ärztlicher Rat» DM 16,80
	Band 2: M–Z
	1983. 639 Seiten, 81 Abbildungen, 4 Tabellen
	«Thieme Ärztlicher Rat» DM 16,80

Gesunde und kranke Haut	Funktion und Pflege, Hautkrankheiten, Allergien, Venenleiden, Haarprobleme
	Von R. K. Achenbach
	1986. 233 Seiten, 41 Abbildungen
	«Thieme Ärztlicher Rat» DM 24,80

Das kranke Kind	Ratgeber für die Pflege zu Hause und bei Krankenhausaufnahme
	2., überarbeitete Auflage
	Von M. und H. Hertl
	1986. 331 Seiten, 77 Abbildungen, 15 Tabellen
	«Thieme Ärztlicher Rat» DM 22,80

So lernt das Kind sich gut zu halten	10., unveränderte Auflage
	Von M. Scharll
	1982. 36 Seiten, 38 Abbildungen
	«Thieme Ärztlicher Rat» DM 5,80

Über 80 weitere Titel finden Sie in unserem ausführlichen Prospekt «Thieme Ärztlicher Rat»

Preisänderungen vorbehalten

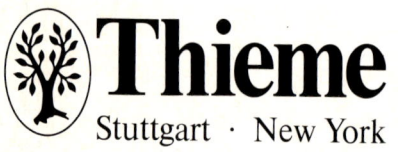

Thieme

Stuttgart · New York

Georg Thieme Verlag
Postfach 732
7000 Stuttgart 1